MARTE Y VENUS
EN EL DORMITORIO

JOHN GRAY, PH.D. ES EL AUTOR DE

Mars and Venus Together Forever

*What Your Mother Couldn't Tell You
and Your Father Didn't Know*

Men Are From Mars, Women Are From Venus

Men, Women and Relationships

What You Feel, You Can Heal

MARTE Y VENUS EN EL DORMITORIO

UNA GUIA PARA HACER DURAR
EL ROMANCE Y LA PASION

JOHN GRAY, PH.D.
TRADUCCIÓN DE EDITH ZILLI

HarperLibros
Una rama de HarperPerennial
Una división de HarperCollinsPublishers

Este libro está dedicado a Bonnie, mi esposa,
que continúa inspirando mis escritos y profundizando mi
conocimiento de las relaciones mediante su franqueza,
creatividad y amor.

Índice

Introducción

Él quiere sexo. Ella, romanticismo. A veces tenemos la impresión de que nuestra pareja es de otro planeta, como si él viniera de Marte y ella, de Venus. En el dormitorio resulta obvio que hombre y mujer son diferentes, pero quizá no comprendamos hasta qué punto lo somos. Sólo mediante la comprensión y aceptación de nuestras diferencias, las obvias y las menos obvias, podemos alcanzar una verdadera intimidad y una relación sexual estupenda.

POR QUÉ EL SEXO ES TAN IMPORTANTE

Todos sabemos que el sexo tiende a ser más importante para los hombres, mientras que las mujeres dan más importancia al romanticismo, pero en general no entendemos por qué. Sin una comprensión más profunda de esta diferencia fundamental, es común que las mujeres subestimen la importancia que la relación sexual tiene para los hombres y, muchas veces, los tilden de superficiales por desear sólo una cosa.

La mujer empieza a juzgarlos con menos dureza cuando descubre los verdaderos motivos por los que algunos hombres parecen desear sólo sexo. Con un entendimiento más profundo de nuestras diferencias sexuales, basadas en nuestro desarrollo histórico y nuestro condicionamiento sexual, puede comenzar a entender por qué, para tantos hombres, la excitación sexual es la clave que los ayuda a conectarse con sus sentimientos amorosos y a darles realidad.

> Para muchos hombres, la excitación sexual es la clave
> que los ayuda a conectarse con
> sus sentimientos amorosos y a darles realidad.

Es mediante el sexo que el corazón del hombre se abre, permitiéndole experimentar tanto sus sensaciones amorosas como su necesidad de amor. Resulta irónico que sea el sexo lo que permite al hombre sentir su necesidad de amor, mientras que recibir amor es lo que ayuda a una mujer a sentir su necesidad de sexo.

> El sexo permite al hombre sentir su necesidad de amor,
> mientras que recibir amor es lo que ayuda
> a la mujer a sentir su necesidad de sexo.

Con frecuencia el hombre interpreta mal la verdadera necesidad femenina de romanticismo; puede pensar, en cambio, que ella lo está privando de la relación sexual. Cuando él quiere sexo y ella no está inmediatamente dispuesta, es fácil que él confunda las cosas y se sienta rechazado. No sabe por instinto que, en general, la mujer necesita sentirse amada y románticamente cortejada para sentir su hambre de sexo.

Así como la mujer necesita una buena comunicación con su pareja para sentirse amada y amante, el hombre necesita sexo. Puede sentirse amado de otras maneras, por cierto, pero el modo más potente en que el amor de una mujer puede llegarle al alma y abrir su corazón es mediante una estupenda relación sexual.

En un caso ideal, para que el sexo sea espléndido debe existir en la relación una comunicación llena de amor y mutuo apoyo. Ese es el primer paso. Cuando la comunicación funciona es muy fácil aplicar todas las técnicas de alcoba que figuran en este libro.

Si no hay problemas de comunicación en la pareja, escuchar y utilizar las ideas de este libro causará un aumento notable en la pasión y en la calidad del sexo. Cuando el sexo mejora, toda la relación mejora súbitamente. Mediante una gran relación sexual, el hombre empieza a sentir más amor y, como resultado, la mujer comienza a recibir el amor que puede haberle estado faltando. Automáticamente aumentan la comunicación y la intimidad.

**Cuando el sexo mejora,
toda la relación mejora automáticamente.**

A veces, cuando una pareja experimenta problemas en su relación, tomar el atajo de un encuentro sexual excelente suele ser mejor que centrar la atención en los problemas, pues reduce inmediatamente las dificultades y las torna más fáciles de resolver. Para solucionar muy efectivamente los problemas de relación y asegurar una intimidad duradera y una mejor comunicación, recomiendo leer mis libros anteriores: *What Your Mother Couldn't Tell You And Your Father Didn't Know* y *Men Are from Mars, Women Are From Venus*. A veces, no obstante, la manera más efectiva de dar impulso a una relación es aprender primero las técnicas de alcoba que permitan gozar en grande del sexo.

Una relación sexual estupenda es la manera más potente de abrir el corazón del hombre y ayudarlo a sentir y expresar su amor por una mujer. Una relación sexual espléndida ablanda el corazón de la mujer y la ayuda a relajarse y recibir el apoyo de su pareja en otras áreas de la relación. Este ablandamiento de sus sensaciones mejora dramáticamente su capacidad de comunicarse de un modo que su pareja pueda percibir sin ponerse a la defensiva. Esa comunicación mejorada, a su vez, proporciona la base para que el sexo siga siendo apasionado.

**Una relación sexual espléndida es la manera
más potente de abrir el corazón del hombre
y ayudarlo a sentir y expresar su amor por una mujer.**

¿POR QUÉ OTRO LIBRO SOBRE EL SEXO?

Si bien hay muchos libros útiles que se ocupan de la mecánica sexual, este libro se ocupa de la mecánica que garantiza la relación sexual. Mediante nuevos enfoques de comunicación, el lector aprenderá a iniciar el sexo de un modo que asegure la satisfacción de sus necesidades sexuales tanto como las de su pareja. Por añadidura, exploraremos las diferencias psicológicas entre hombres y mujeres de un modo que lo ayudará a comprender lo que funciona mejor para su pareja.

Casi todos los libros se concentran en las necesidades físicas de hombres y mujeres, pero pocos atienden también sus necesidades psicológicas individuales. Cuando las mujeres adquieren esta información, no sólo los hombres quedan agradecidos, sino que ellas mismas experimentan una mayor felicidad dentro y fuera del dormitorio. Recibo muchas cartas de parejas que, después de cursar mis seminarios, dicen estar disfrutando del sexo como nunca antes. A veces esas parejas llevan sólo unos pocos años de matrimonio, pero algunas han estado casadas por más de treinta años.

Hoy en día las mujeres tienen más expectativas que nunca con respecto al sexo. En otros tiempos, la relación sexual era, fundamentalmente, una manera femenina de satisfacer al esposo. Para muchas de nuestras madres, el sexo era algo que hacían por él, no por ellas mismas. Ahora, con métodos anticonceptivos más confiables y con mucha más aceptación social de las necesidades y deseos femeninos, las mujeres tienen más permiso para explorar y disfrutar de su lado sensual. Para muchas mujeres, ese creciente interés por el sexo refleja también su necesidad de encontrar un equilibrio interior, revinculándose con su lado femenino.

Tras haber pasado la mayor parte del día dedicada a un trabajo tradicionalmente masculino, también ella quiere que "una esposa" la reciba con amor cuando vuelve a casa, y disfrutar de la liberación que brinda el sexo. Un estupendo acto sexual la satisface tanto como a él. Para entenderse con las tensiones del trabajo moderno, no sólo él necesita el apoyo de una mujer, sino ella del apoyo de un hombre. Y aprendiendo nuevas técnicas para la relación, hombres y mujeres pueden resolver juntos este problema.

No obstante, para que el hombre proporcione a su pareja la satisfacción sexual que ella requiere ahora, se necesitan técnicas de alcoba avanzadas. Las más tradicionales, las que hombres y mujeres han usado por siglos, han pasado de moda. Ya no basta que un hombre "se saque el gusto" con una mujer. Ella quiere más: quiere su propio orgasmo. Y él debe aprender también a conocer su manera de ser.

Si las mujeres quieren más, lo mismo ocurre con los hombres. Ya no quieren renunciar a la pasión dentro de una relación. Cada vez son más los hombres y mujeres dispuestos a pedir el divorcio antes que mantener un matrimonio en el que la pasión está ausente.

Ninguno de los sexos quiere soportar el antiguo sistema,

por el cual el hombre mantenía aventuras discretas para satisfacer su pasión sexual, mientras ella sacrificaba su necesidad de pasión en aras de la unidad familiar. El SIDA y otras enfermedades de transmisión sexual hacen de las aventuras extramatrimoniales algo mucho más peligroso que en el pasado. El hombre moderno quiere que su pareja aprecie el sexo, para poder conservar un vínculo apasionado con ella y con la mutua relación. Para lograr ese fin, tanto hombres como mujeres requieren de técnicas de alcoba avanzadas.

En los doce primeros capítulos de *Marte y Venus en el dormitorio,* exploraremos la manera de crear una espléndida relación sexual. Después, en el capítulo 13, analizaremos la importancia del romance fuera del dormitorio para mantener viva la pasión.

POR QUÉ LAS PAREJAS DEJAN DE TENER RELACIONES SEXUALES

Es muy común que, tras varios años de matrimonio, uno de los dos pierda el deseo de practicar el sexo. Aunque el otro piense que es por falta de interés, simplemente, esa indiferencia se debe a que no se cumplen ciertas condiciones necesarias para el deseo sexual. A lo largo de este libro analizaremos en detalle esas diferentes necesidades. Muchos hombres y mujeres no conocen con claridad sus necesidades ni saben cómo satisfacerlas. Y para no sentirse eternamente frustrados acaban por perder el interés.

Es sorprendente que, en mis seminarios, sean sobre todo las mujeres quienes se me acercan durante las pausas para mencionar que sus esposos han perdido interés por el sexo. Por cierto, no es raro que el hombre tenga más deseo sexual que su pareja; pero no importa cuál de los dos haya perdido el interés: con técnicas de alcoba avanzadas se puede reavivar la pasión.

Este libro es divertido y no demasiado técnico. Deliberadamente hice que muchos de los capítulos fueran muy breves, para que sea posible dejar el libro y disfrutar con la práctica de estas técnicas nuevas.

Si una mujer propone a un hombre que lea este libro, es importante no darle a entender que le hace falta o que ella desea mejorar su vida sexual. Él podría tomarlo a la tremenda, interpretando que no es buen amante o que necesita mejorar; de esta manera es muy posible que se ofenda.

En cambio, ella debería decirle: "¿Por qué no leemos este libro sobre sexo? Es muy divertido", o: "Este libro es provocativo. ¿Qué te parece si nos turnamos para leerlo juntos?" La respuesta del hombre será mucho más positiva si entiende que ella quiere probar algo nuevo junto con él.

Cuando el hombre sugiera a su pareja la lectura de este libro, debería utilizar el mismo enfoque, pero además poner cuidado en no insistir. Si ella se resiste, conviene que él lo lea solo y comience a aplicar muchas de las técnicas indicadas. Cuando logre éxito en su aplicación, su pareja se mostrará mucho más dispuesta a leer el libro.

En todo caso, si tu pareja se resiste, cede graciosamente y lee el libro por tu cuenta. Tarde o temprano el hombre acabará por interesarse en lo que lee su mujer, si nota que ella se está esforzando por lograr un acto sexual excelente. De igual modo, la mujer sentirá más interés por compartir el libro cuando el hombre comience a aplicar las nuevas técnicas.

Si tu pareja no muestra ningún interés, limítate a dejar el libro a mano, en el dormitorio o en el baño, que la curiosidad hará lo suyo sin que te esfuerces.

La lectura de este libro en voz alta, compartida con la pareja, los ayudará a expresar fácilmente los sentimientos sobre el sexo. Por el simple hecho de emitir una exclamación de entusiasmo o placer ante cierto párrafo se puede transmitir a la pareja un mensaje muy importante. Es posible compartir, de una manera positiva, ideas que uno ha evitado expresar por miedo a parecer crítico o dominante. Las cosas que se ven en letras de molde son mucho más fáciles de aceptar.

Otra posibilidad es que ambos lean el libro a solas antes de comenzar a ponerlo en práctica. En todo caso, la lectura compartida en voz alta o, cuanto menos, la de ciertos fragmentos favoritos, ayuda a mejorar la comunicación.

Muchas veces la mujer duda en explicar lo que le gusta dentro del contacto sexual porque no quiere que su pareja siga mecánicamente sus instrucciones. Al leer sobre diversas técnicas sexuales, hombres y mujeres encontrarán abundantes enfoques nuevos para experimentar. Esta novedad puede ayudar a las parejas para que sientan una pasión renovada. La finalidad de este libro no es sólo educar, sino también inspirar.

Algunos hombres me dicen que ya sabían lo que yo les digo sobre el sexo, pero que no deja de ser importante que se lo recuerde de una manera tan positiva. El sólo hablar de sexo o leer un libro al respecto puede liberar una nueva pasión.

Recomiendo que, después de probar algunos de estos enfoques nuevos, la pareja continúe conversando ocasionalmente sobre cada una de sus preferencias personales. Algunas de estas técnicas o enfoques pueden ser deseables para uno, pero no para el otro. En ciertos casos, la pareja puede cambiar de actitud con el tiempo y empezar a disfrutar con ciertas cosas y con otras no.

Es importante no exigir algo que ponga incómodo al otro y no hacer lo que el otro no quiere. El sexo es un don precioso, que dos personas pueden brindarse mutuamente cuando se aman.

Lo mejor es absorber esta información para luego utilizar lo que se desee, como quien elige un plato del menú. Lo que agrada a algunos no agrada a otros. De nada servirá que trates de convencer a tu pareja de que deberían gustarle las zanahorias si no le gustan; tampoco debes criticarlo si a él le gustan y a ti no.

Para que el sexo y la pasión crezcan con el tiempo, es importante no temer la posibilidad de que se nos juzgue o critique por nuestras preferencias y deseos. Deberíamos esforzarnos por abordar siempre el sexo prescindiendo de la crítica.

Ofrezco este libro como recordatorio de muchas cosas que el lector, probablemente, sabe ya por intuición. En lo personal, me he beneficiado tremendamente con cada una de las ideas que presento, al igual que miles de personas a las que asesoré o que asistieron a mis seminarios. Confío en que disfrutes de este libro y continúes aprovechando sus puntos de vista por el resto de tus días y tus noches.

Una gran relación sexual es un don de Dios para quienes están dedicados a crear una relación que brinde amor y apoyo. Una gran relación sexual es la recompensa que te mereces.

John Gray
California, 29 de abril de 1991

NOTA ESPECIAL

Este libro es para las parejas que mantienen una relación monógama y emocionalmente comprometida. Si ese no es tu caso o si no estás absolutamente ciento por ciento convencido de que tu pareja es HIV negativa, por tu propia seguridad y autorrespeto debes practicar el sexo seguro. Hay muchos libros que explican cómo practicar un sexo seguro sin sacrificar la espontaneidad y el placer; es muy importante que aprendas a protegerte del virus del SIDA, así como de otras enfermedades de transmisión sexual.

Tomar precauciones es importante sobre todo para las mujeres. En una relación heterosexual, ella corre más peligro que el hombre de recibir el virus, pues si éste se encuentra presente en el semen, durante el acto sexual puede penetrar en el torrente sanguíneo de la mujer a través de diminutas desgarraduras de la vagina, que generalmente se producen durante la relación. A algunas mujeres les cuesta mucho insistir, antes de cada contacto, en que el hombre use preservativo para protegerlas. Deben recordar que la vida y la salud son demasiado importantes como para arriesgarlas sólo porque él no quiere reducir su sensibilidad utilizando un condón. Muchas marcas de preservativos y lubricantes limitan esa pérdida de sensibilidad; además, hay muchas formas placenteras de incorporar el condón al sexo. Por otra parte, cuando el uso del profiláctico reduce la sensibilidad del hombre, le costará menos contenerse para no eyacular antes de que ella esté satisfecha; al contenerse, como explicaré detalladamente más adelante, su propio orgasmo puede ser aún más potente.

Los hombres deben recordar que para la mujer es muy difícil relajarse, confiar en su pareja y disfrutar realmente del sexo si está preocupada por la posibilidad de quedar embarazada o contraer el SIDA o cualquier enfermedad venérea. En el calor del momento es fácil que el hombre no tenga en cuenta las consecuencias del sexo sin protección, pero si él se hace responsable de protegerla en todas las ocasiones, ella quedará muy agradecida y, al sentirse segura, se mostrará aún más abierta e íntima durante el acto sexual.

Si mantienes una relación de pareja comprometida y monogámica desde hace por lo menos seis meses, es posible efectuar una prueba de HIV (con frecuencia no aparece en la sangre hasta seis meses después de la exposición). Recurre a tu médico o a un hospital para que realice la prueba en los dos.

Capítulo 1

Técnicas de alcoba avanzadas para una espléndida relación sexual

Una de las recompensas especiales que se reciben al aprender y aplicar técnicas de alcoba avanzadas es que la relación sexual mejora cada vez más. Como unas fabulosas vacaciones después de haber trabajado mucho, como una sensual caminata por el bosque en un soleado día de primavera o la exaltación de llegar a la cumbre de una montaña, una espléndida relación sexual no es sólo una recompensa sino también algo que puede rejuvenecer el cuerpo, la mente y el alma. Nos ilumina el día y fortalece nuestras relaciones en los aspectos más básicos.

Una gran vida sexual no es sólo el síntoma de una relación apasionada, sino también un factor muy importante para crearla. El contacto sexual glorioso nos llena el corazón de amor y puede satisfacer casi todas nuestras necesidades emocionales. El acto sexual amoroso, el apasionado, el sensual, el largo, el corto, el apresurado, el epicúreo, el juguetón, el tierno, el rudo, el suave, el recio, el romántico, el que se orienta hacia un objetivo, el erótico, el sencillo, el tranquilo y el ardoroso, son todos importantes para mantener viva la pasión del amor.

> **Una gran vida sexual no es sólo
> el síntoma de una relación apasionada, sino también
> un factor muy importante para crearla.**

SEXO ESPLÉNDIDO PARA LAS MUJERES

Una espléndida relación sexual ablanda a la mujer y le permite experimentar el amor de su corazón y recordar, de un modo muy definido, el amor que le tiene su pareja. El toque hábil y conocedor de su compañero le hace saber, sin lugar a dudas, que la considera importante. El hambre de amor que hay en su alma queda satisfecha por la atención apasionada y plena de su compañero. La tensión siempre presente se libera momentáneamente, cuando ella vuelve a rendirse a las ansias más profundas de su ser femenino. Eso le permite sentir y satisfacer plenamente su pasión por amar y ser amada.

SEXO ESPLÉNDIDO PARA LOS HOMBRES

Una espléndida relación sexual libera al hombre de sus frustraciones y le permite reavivar su pasión, su compromiso emocional con esa relación. Experimenta de un modo muy inmediato el resultado de sus esfuerzos. La satisfacción de la compañera es su gesta y su victoria definitivas. Su respuesta cálida y húmeda excita, electrifica y despierta las fibras más profundas de su ser masculino. Se abren las puertas del cielo: ¡ha llegado! A través de la satisfacción de su compañera, él siente que ha dejado su marca y que su amor es apreciado. Cuando regresa a este mundo, permaneciendo aún muy dentro de ella, experimenta y satisface a un tiempo su necesidad de amar y ser amado, a veces oculta, pero presente siempre y abrasadora.

Una espléndida relación sexual recuerda, tanto al hombre como a la mujer, el amor tierno y elevado que los reunió en un principio. La alquimia del sexo glorioso genera, en el cuerpo y en el cerebro, los elementos químicos que permiten disfrutar plenamente de la pareja. Incrementa la atracción mutua, estimula una mayor energía y hasta favorece una mejor salud. Nos deja, además de una chispa de vitalidad juvenil, un mayor sentido de la belleza, la maravilla y la apreciación, no sólo del compañero, sino del mundo que nos rodea. Una gran relación sexual es el don especial que Dios hace a quienes se esfuerzan por hacer del amor algo prioritario en su vida.

La principal característica que diferencia a un matrimonio de una gran amistad es, justamente, el sexo. El sexo nutre directamente nuestros lados masculino y femenino más que cualquiera de las actividades que una pareja puede compartir. Una gran relación sexual es sedante para la mujer y la ayuda a ponerse en contacto con su lado femenino, mientras que fortalece al hombre y lo mantiene en contacto con su lado masculino. El sexo tiene un tremendo poder para acercarnos o separarnos.

Para lograr una estupenda relación sexual no basta con seguir los antiguos instintos. Con el cambio de los tiempos, la calidad del sexo se ha tornado mucho más importante. Nuestras madres no podían decirnos, nuestros padres no sabían, los secretos de un gran contacto sexual. Así como han cambiado las técnicas para relacionarse y comunicarse también han cambiado las técnicas del sexo. Para satisfacer en la cama a la pareja se requieren habilidades nuevas.

Sin contar con una comprensión clara de nuestras diferentes necesidades sexuales, al cabo de pocos años (en algunos casos, de pocos meses) el sexo se convierte en algo mecánico y rutinario. Pero este patrón se puede superar por completo aplicando algunos cambios significativos.

Una gran relación sexual requiere una actitud positiva ante el sexo. Para continuar sintiéndose atraído por su compañera, el hombre necesita sentir que a ella le gusta la cópula tanto como a él. Con mucha frecuencia, el hombre se siente derrotado en la relación sexual porque interpreta equivocadamente que a su pareja no le interesa mucho. Si no tenemos una comprensión más profunda de nuestras diferentes reacciones ante el sexo, resulta muy fácil sentirse descorazonado.

A las mujeres les encanta el buen sexo tanto como a los hombres. La diferencia entre una y otro es que ella no experimenta un fuerte deseo sexual si no ve satisfecha antes su necesidad de amor. Más importante aún: primero necesita sentirse amada y especial. Así, cuando su corazón se abre, comienza a abrirse también su centro sexual; entonces experimenta un ansia igual o mayor que la de cualquier hombre. Para ella el amor es mucho más importante que el sexo, pero cuando la necesidad de amor queda satisfecha, la importancia del sexo crece notablemente.

**A las mujeres les encanta el buen sexo
tanto como a los hombres, pero tienen muchos más
requisitos para sentirse excitadas.**

Aun cuando la mujer no se sienta amada, si siente la posibilidad de ser amada puede comenzar a percibir sus intensos deseos sexuales. Por lo general, no obstante, al hombre le bastan para excitarse la oportunidad y el lugar adecuados. En el comienzo de una relación, la excitación sexual es mucho más rápida y automática en el hombre.

En el comienzo de una relación,
la excitación sexual es mucho más rápida
y automática en el hombre.

REACCIONES QUÍMICAS DIFERENTES

Esta diferencia se refleja en la fisiología. Las hormonas responsables de la excitación sexual se acumulan rápidamente en el cuerpo del hombre y se eliminan con celeridad después del orgasmo. En el caso de la mujer, el placer se acumula con mucha más lentitud y perdura por más tiempo después del orgasmo.

En la mujer, la excitación se va acumulando lentamente, mucho antes de que se convierta en el deseo sexual físico. Antes de ansiar un estímulo sexual, ella comienza por sentirse cálida, sensual y atractiva. Siente que el hombre la atrae y disfruta del tiempo que comparte con él. Pueden pasar días enteros antes de que sienta la necesidad de mantener una relación sexual.

En la mujer, la excitación se va acumulando lentamente,
mucho antes de que se convierta en
deseo sexual físico. Al hombre le cuesta comprender
sus requisitos diferentes, pues no figuran
en su propia experiencia.

En el hombre, la excitación es inmediatamente sexual. Esperar días enteros le exige contenerse de un modo tremendo. Para él resulta difícil comprender los requisitos diferentes de la mujer, pues no figuran en su propia experiencia.

Cuando el hombre vuelve de un viaje quizá desee hacer el amor inmediatamente; su esposa, en cambio, quiere tomarse algún tiempo para conversar y restablecer la relación. Si no se comprenden estas diferencias, es muy fácil que él se sienta innecesariamente rechazado o que ella se crea utilizada.

23

En los comienzos de una relación, el hombre se muestra más comprensivo con la necesidad femenina de esperar antes de pasar al contacto sexual. Pero una vez que se establece la relación sexual, él no entiende que ella continúe necesitando apoyo emocional para acceder al sexo. En un sentido muy real, el apoyo emocional es el precio de la admisión. Él no comprende la importancia de satisfacer primero las necesidades emocionales de su pareja porque sus requerimientos son menores.

"LOS HOMBRES QUIEREN SÓLO ESO"

Las mujeres suelen pensar que los hombres sólo quieren una cosa: sexo. Sin embargo, lo cierto es que los hombres quieren amor. El hombre necesita del amor tanto como la mujer, pero la excitación sexual es requisito previo para que abra su corazón y deje entrar el amor de su compañera. Así como ella necesita del amor para abrirse al sexo, el hombre necesita del sexo para abrirse al amor.

Así como ella necesita del amor para abrirse al sexo, el hombre necesita del sexo para abrirse al amor.

Como guía general, la mujer necesita sentirse satisfecha emocionalmente *antes* de ansiar el contacto sexual. El hombre, en cambio, logra buena parte de su satisfacción emocional *durante* el acto sexual.

Las mujeres no entienden esa característica masculina. El motivo oculto por el que los hombres tienen tanta prisa por llegar al sexo es que el contacto sexual les permite volver a sentir. Durante todo el día, el hombre se concentra tanto en su trabajo que pierde contacto con sus sentimientos amorosos. El sexo le ayuda a sentir nuevamente. A través del sexo comienza a abrir el corazón; a través del sexo es como más puede dar y recibir amor.

Comprender esta diferencia cambia toda la perspectiva de la mujer con respecto al sexo. En vez de pensar que ese deseo masculino es algo grosero, divorciado del amor, puede comenzar a verlo como la manera en que él halla finalmente el amor. Una mujer puede cambiar notablemente su actitud ante el interés sexual de su pareja cuando comprende el porqué de esa necesidad.

POR QUÉ LOS HOMBRES NECESITAN DEL SEXO

Los hombres necesitan del sexo para sentir. Por miles de años, para adaptarse a su misión primordial de protectores y proveedores, han clausurado su sensibilidad, sus emociones y sentimientos. Cumplir con la tarea resultaba más importante que tomarse el tiempo necesario para explorar los sentimientos. Las sensaciones y la sensibilidad no habrían hecho sino estorbar y demorarlos.

**Los hombres necesitan del sexo
para sentir.**

Para salir al páramo o ir al combate, los hombres debían ser capaces de apartar sus sentimientos. A fin de proveer alimentos y protección a la familia, se les requería que arriesgaran la vida y soportaran las molestias del sol abrasador y el frío petrificante. Gradualmente se adaptaron a esos requerimientos mediante la desensibilización. Por cierto, esta diferencia se nota sobre todo en la sensibilidad de la piel. La epidermis de la mujer es diez veces más sensible que la del hombre.

Para soportar el dolor, los hombres aprendieron a eliminar las sensaciones. Pero al dejar de sentir el dolor también perdieron la capacidad de sentir placer y amor. Para muchos hombres, aparte de un martillazo en el dedo o un partido de fútbol, el sexo es la única manera de poder sentir. Decididamente, es la manera en que reciben las sensaciones más intensas. Cuando el hombre se excita redescubre el amor oculto en su corazón. Mediante el sexo puede sentir y, al sentir, puede volver a su alma.

POR QUÉ LAS MUJERES NO ENTIENDEN

Las mujeres no entienden esta diferencia porque tienen distintos requerimientos para sentir en plenitud. Primordialmente, la mujer necesita seguridad emocional para hablar de sus sentimientos. Cuando se siente apoyada en la relación puede redescubrir el amor de su corazón. Cuando se satisfacen sus necesidades emocionales de este modo, la necesidad sexual cobra mayor importancia.

Ella se confunde cuando su compañero quiere sexo, aunque ni siquiera se hablan y él lleva días enteros ignorándola. A su modo de ver, a él no le interesa la relación entre ambos. No tiene idea de que, cuando el compañero empieza a tener apetitos sexuales, es porque desea revincularse y compartir el amor. Así como la comunicación es muy importante para las mujeres, el sexo es importante para los hombres.

Para él, la respuesta sexual de su mujer es la manera más efectiva de saber que se lo ama. El sexo puede ser el medio más poderoso para reavivar los sentimientos amorosos masculinos.

Cuando mamá decía que la manera de llegar al corazón del hombre era a través del estómago, estaba apuntando unos veinte centímetros demasiado arriba. La línea directa al corazón del hombre es el sexo.

**Cuando mamá decía que la manera de llegar
al corazón del hombre era a través del estómago,
estaba apuntando unos veinte centímetros demasiado arriba.
La línea directa al corazón del hombre es el sexo.**

Cuando el hombre siente que lo aprecian, lo aceptan y confían en él, eso lo potencia y lo sostiene. La mujer, al excitarse, está brindando a su compañero una megadosis de lo que más necesita.

La mujer se muestra abierta y confiada como nunca cuando ansía tener contacto sexual con un hombre. De una manera muy notable, no sólo está dispuesta a bajar sus defensas y revelarse desnuda, sino también a aceptarlo en su cuerpo y en su ser. Al desear de ese modo a un hombre lo hace sentir muy aceptado. Entonces, cuando cada uno de sus toques crea una respuesta placentera, él se siente muy apreciado. De la manera más física y tangible, percibe y experimenta que está actuando positivamente.

Aun cuando cargue con las tensiones de la jornada, si su esposa se siente amada y apoyada, si disfruta del contacto sexual con él, puede rejuvenecer de inmediato. Si bien parece que el sexo lo hace sentir mejor, lo que en realidad ocurre es que vuelve a sentir y puede aceptar el amor de su compañera. Ya no se siente aislado de su yo sensible, sino que puede entrar nuevamente en esa parte abandonada de su ser. Puede recuperar su integridad. Como el sediento que vaga por el desierto, por fin puede relajarse y beber un sorbo del oasis de sus sentimientos.

**Como el sediento que vaga por el desierto,
durante el acto sexual puede por fin relajarse y
beber un sorbo del oasis de sus sentimientos.**

Mediante el contacto con la suavidad de su compañera, penetrando en la calidez de su cuerpo amante, puede mantenerse recio y masculino pero también experimenta su propia suavidad, su calidez. A través de una hábil restricción de sus pasiones sexuales logra abrirse gradualmente, no sólo a las sensaciones placenteras, sino al profundo gozo de amar a su compañera y ser amado a su vez.

QUÉ HACE ESPLÉNDIDO AL SEXO

Bonnie y yo llevábamos casados unos cinco años cuando empecé a entender, conscientemente, qué es lo que hace que a una relación sexual sea espléndida.

Cierta vez, después de un contacto sexual glorioso, dije:

—Caramba, eso estuvo grandioso. Me encantó. Me encantó del principio al fin. Fue tan espléndido como al principio.

Miré a Bonnie, suponiendo que ella haría un gesto de asentimiento o diría algo como: "Sí, fue espectacular". En cambio la noté algo desconcertada.

—Qué —me inquieté—, ¿para ti no fue tan bueno?

Ella respondió, como al desgaire.

—A mí me pareció mucho mejor que al principio.

De pronto experimenté sentimientos ambivalentes. ¿Cómo que esto fue mejor?", pensé. "¿Al principio fingías? ¿Cómo puedes decir que esto fue mejor? Lo de entonces ¿no era también grandioso?"

Ella continuó:

—La primera vez que hicimos el amor fue maravilloso, pero en realidad tú no me conocías y yo no te conocía a ti. Se requieren años para conocer de verdad a alguien. Ahora, cuando me haces el amor, sabes quién soy. Conoces de mí lo mejor y lo peor, pero aún me deseas y me amas. Para mí, eso es lo que hace ahora del sexo algo espléndido.

Desde ese momento en adelante empecé a captar la verdad de lo que ella decía. Lo que hace del sexo algo realmente espléndido es el amor. Cuanto más conoces a alguien y más crecen la intimidad y el amor, más oportunidades de florecer tiene esa relación.

Con el correr de los años, mi experiencia sexual también

había cambiado. El cambio fue tan gradual que sólo reparé en él cuando Bonnie me lo hizo notar. Esa captación consciente me permitió concentrarme en el modo de hacer que el sexo mejorara aún más. En el capítulo siguiente exploraremos las maneras de lograr que el sexo continúe mejorando.

Capítulo 2

Sexo y pasión

Sin la pasión, el sexo se torna rutinario y aburrido. Con la ayuda de técnicas de alcoba avanzadas y del amor, la pareja puede seguir experimentando gran pasión y plenitud. En vez de mostrarse menos apasionado con el correr de los años, el hombre que ve y toca el cuerpo desnudo de su esposa puede excitarse más que nunca. No sólo se estimulará con el placer del deseo y de una mayor intensidad sexual, sino que también podrá notar cuánto más amor, calidez, pasión y afecto sensual podrá experimentar y proporcionarle a ella. Esta captación eleva el sexo a un nivel más alto de pasión y excitación.

Cuando ella siente la pasión que le despierta, puede regocijarse en ese deseo constante de vincularse con ella y proporcionarle placer. También reconoce en el sexo una oportunidad de compartir el amor en la forma más satisfactoria para ambos. El sexo se convierte en una bella expresión del amor que siente por él y en una oportunidad de recibirlo en las fibras más profundas de su femineidad.

Después de practicar técnicas de alcoba avanzadas, él será mucho más consciente de que, además de darle amor, está recibiendo a su vez el amor que necesita. Se excitará ante ella, no sólo porque siente deseos, sino porque la ama y quiere intimar. Sin depender para su estímulo de alguna mujer de fantasía, sabrá en verdad a quién está haciendo el amor.

El sexo es espléndido cuando se lo comparte con amor y cuando ese amor continúa creciendo. Para que la mujer desarrolle su satisfacción sexual, necesita primordialmente sentirse emocionalmente apoyada por la relación, pero también es importante que el hombre tenga la habilidad de entender lo diferente de sus necesidades sexuales.

Para que el hombre desarrolle su satisfacción sexual, necesita primordialmente sentirse eficiente en satisfacer sexualmente a su compañera. Esto requiere que practique técnicas nuevas, no sólo en la relación, sino también en la cama.

Para que la mujer desarrolle su satisfacción sexual, necesita primordialmente sentirse emocionalmente apoyada por la relación, pero también es importante que el hombre tenga la habilidad de entender lo diferente de sus necesidades sexuales.

CÓMO SE PUEDE MEJORAR EL SEXO

La relación sexual siempre puede mejorar, pero, como cualquier otra cosa, requiere informarse y oportunidades para practicar. A la mayoría de los hombres no se les enseña a hacer el amor. Una vez que están en condiciones de excitarse o de practicar la masturbación, se espera de ellos que, de algún modo, sean expertos en sexo. Sin duda alguna, saben dónde ponerlo y cómo llegar al orgasmo en dos minutos, pero el arte de brindar un orgasmo a la mujer es algo muy diferente. ¿Cómo se pretende que un hombre sepa qué hace feliz a la mujer, si él no es mujer? Para que el contacto sexual sea estupendo, el hombre necesita entender el cuerpo de la mujer y qué la estimula.

¿Cómo se pretende que un hombre sepa qué hace feliz
a la mujer, si él no es mujer?

Para un hombre es difícil descubrir qué hace felices a las mujeres en la cama, porque se supone que ya lo sabe. En la mayoría de los casos, en verdad cree saberlo: supone, equivocadamente, que todo cuanto lo haga feliz a él servirá para ella. Y cuando la mujer no queda satisfecha, piensa que es ella la que está mal, no sus propias técnicas. Ignora que las necesidades femeninas en cuestiones de alcoba son notablemente diferentes de las suyas.

El hombre no sabe por instinto que las necesidades sexuales
de la mujer son notablemente diferentes de las suyas.
Supone, equivocadamente, que todo cuanto lo haga feliz a él
servirá para ella.

HACER EL AMOR POR PRIMERA VEZ

Recuerdo la primera vez que hice el amor. Mi pareja y yo lo habíamos conversado y estábamos decididos a llegar hasta el final. Yo estaba entusiasmadísimo. Inmediatamente, por instinto, eché a correr alrededor de las bases con toda la celeridad posible, para anotarme el tanto. En la primera base, la besé. En la segunda, le palpé el cuerpo. En la tercera penetré y por fin me anoté un *home run* con un orgasmo.

Antes de haber llegado a destino me percaté de que ella estaba siguiendo otra táctica. No iba directamente a mi zona erógena. Tuve la sensación de que se desviaba a propósito, pues deslizaba lentamente las manos por mi cuerpo, hacia arriba y hacia abajo. Descendía hasta los muslos y ascendía nuevamente hacia el torso. Abajo, por los brazos, arriba otra vez por el pecho y la espalda. Me estaba tocando en todos los sitios en

32

que no me interesaba que me tocara. Puesto que habíamos decidido llegar hasta el final, le busqué la mano para ponérmela entre las piernas, diciendo: "¡Allí!"

LAS MUJERES FRENAN CUANDO LOS HOMBRES ACELERAN

En esa oportunidad no comprendí lo que ella estaba haciendo. Pensé que trataba de torturarme. No me interesaba que me tocara todo el cuerpo: sólo quería el contacto en un lugar. Más adelante, al conocer mejor el cuerpo femenino, descubrí que ella me estaba haciendo lo que le habría gustado que yo le hiciera.

Los hombres no saben por instinto lo que agrada a las mujeres; aun cuando alguien se lo dice, tienden a olvidarlo. Todos los libros y canciones sobre sexo repiten lo mismo: a las mujeres les gustan los hombres de mano lenta. Pero él, una vez excitado, acelera. Supone que ella quiere velocidad porque eso es lo que desea él. No tiene idea de que podría hacerle las cosas mucho más estimulantes si se refrenara una y otra vez.

**A las mujeres les gustan los hombres
de mano lenta.**

Al excitarse él brinda el tipo de estimulación que le gustaría recibir, pero no el que ella necesita. Para que la relación sexual llegue, con el tiempo, a ser maravillosa, el hombre necesita abrir su conciencia a las necesidades diferentes de la mujer, mientras que la mujer debe ayudarlo a triunfar en el esfuerzo de satifacerla sexualmente.

POR QUÉ EL SEXO ES DIFERENTE PARA HOMBRES Y MUJERES

El sexo es una experiencia muy diferente para hombres y mujeres. El hombre experimenta primordialmente el placer como *alivio* de la tensión sexual. La mujer experimenta el sexo del modo opuesto, para ella, los grandes goces del sexo corresponden a una *acumulación* gradual de la tensión. Cuanto más pueda sentir su deseo sexual, más satisfactorio será.

**El hombre experimenta primordialmente el placer
como alivio de la tensión sexual. El placer femenino
corresponde a una acumulación gradual
de la tensión sexual.**

Para el hombre, el sexo es, por instinto, un avance de testosterona hacia el alivio definitivo del orgasmo. Cuando se excita, automáticamente busca el alivio. Su satisfacción sexual se asocia principalmente con el alivio de la tensión que lleva al orgasmo y lo incluye.

Biológicamente, en el cuerpo masculino hay, en realidad, un saco interior de semen que ya está esperando y buscando la liberación. A diferencia de la mujer, cuyos fluidos se generan mediante el estímulo, cuando el hombre se siente estimulado ya está buscando alivio. En cierto sentido, él trata de vaciarse, mientras que ella busca ser colmada.

En el hombre es seguro un deseo inmediato de tocar y ser tocado en las zonas sensibles. No necesita mucha ayuda para estimularse. La necesita, en cambio, para aliviarse o desprenderse de su estímulo. En cierta forma, busca *poner fin* a su excitación, mientras que la mujer busca *extender* la suya, a fin de sentir más profundamente sus anhelos interiores.

Ella disfruta con la habilidad de su compañero para incentivar lentamente su deseo de ser tocada en las zonas más sensibles. A medida que caen las capas, de a una por vez, ansía que le descubran las capas más profundas de su alma sensual. Por mucho que él desee satisfacer inmediatamente su deseo de estímulo sexual, ella anhela sentir cómo aumenta su deseo, y eso le encanta.

Cuando el hombre toca la suavidad de un pecho femenino desnudo, la seda de la cara interior del muslo, la calidez de su vagina lubricada, comienza a sentir su propio vínculo interior con la experiencia del placer y el amor. Al tocar su blanda femineidad puede conectarse con su propia blandura, sin dejar de permanecer duro, centrado y masculino.

La sensualidad forma parte de su ser, pero la experimenta primordialmente tocando el cuerpo de la mujer y sintiendo su respuesta placentera. Muchas veces, después de una espléndida relación sexual con mi esposa, caigo en la cuenta de que había olvidado lo hermosos que son los árboles de nuestro vecindario. Entonces salgo a respirar el aire fresco y me siento vivo otra vez.

No se trata de que al trabajar no me sienta vivo, sino que, al vincularme con mi esposa mediante un espléndido contacto sexual, puedo redespertar y devolver la vida a mis sensaciones más sensuales, que olvido con facilidad en la concentración de alcanzar mis objetivos laborales. En cierto sentido, el buen sexo me ayuda a detenerme para olfatear las flores.

Cuanto más desconectada de sus sentimientos está la vida cotidiana de un hombre, más buscará el estímulo sexual y el alivio. El placer intenso de la liberación, en cada etapa del despliegue sexual, le permite conectarse momentáneamente con sus sensaciones y abrir el corazón. Para él, el apetito sexual no es sólo para experimentar el placer, sino también para experimentar el amor.

Aunque quizá lo ignore, su persistente anhelo sexual es, en realidad, su alma que busca la integridad. El desierto paisaje de vivir sólo en la mente busca la unión con el terreno rico, sensual, colorido y perfumado de su corazón.

> El persistente anhelo sexual del hombre es, en realidad
> su alma que busca la integridad. El desierto paisaje de
> vivir sólo en la mente busca la unión con el terreno rico,
> sensual, colorido y perfumado de su corazón.

Una vez satisfecha su necesidad de tocar y ser tocado sexualmente, automáticamente crece su capacidad de sentir. Al despertar su ser sensible se libera una energía tremenda. Puede volver a experimentar sus sentimientos de gozo, amor y paz.

EL PLACER DEL ACTO SEXUAL

Antes del acto sexual, el hombre ansía penetrar en el cuerpo de la mujer. El pene, duro y erecto, está totalmente concentrado y extendido para establecer contacto con la más sagrada de las cámaras femeninas. Cuando él penetra en la vagina su placer se intensifica en gran medida. Este placer resulta del alivio de su tensión sexual.

Mientras siente el pene momentáneamente retenido y masajeado en su totalidad por la vagina caliente y lubricada, todo su ser es sustentado. De pronto se ve transportado, fuera del seco dominio de su desapego intelectual, al interior de las húmedas cavernas de la sensibilidad sensual.

> Durante el acto sexual, el hombre se ve transportado,
> fuera del seco dominio de su desapego intelectual, al
> interior de las húmedas cavernas de la sensibilidad sensual.

En el hombre, el pene es el órgano más sensible; tocárselo es como tocarlo todo, calmándolo, estimulándolo, electrizándolo de placer. Los sentimientos de amor y apego, que su mente racional descarta con tanta facilidad, despiertan súbitamente ante la intensidad de la satisfacción sexual.

Después de entrar en la acogedora vagina siente la intensa satisfacción de llegar a su meta. Cuando se alivia su tensión, automáticamente experimenta una oleada de sentimientos incrementados.

Después de ese momentáneo alivio de la tensión, retrocede para experimentar nuevamente esa tensión y se lanza hacia adelante para aliviarla. Este movimiento de bombeo hacia atrás y hacia adelante aumenta la tensión, aumentando así la sensación que resulta de su alivio. De esta manera, la tensión se acumula hasta que experimenta una liberación final.

CÓMO SIENTEN LOS HOMBRES EL AMOR

Cuando el hombre ha alcanzado su objetivo queda en libertad de sentir. Cuando su lado masculino ha cumplido exitosamente con la tarea, pasa a su lado femenino y siente con plenitud. Cuando puede satisfacer sus propios deseos y también los de su compañera, puede relajarse y experimentar una mayor sensación de paz, amor y gozo.

En cierto modo, cuando él y su compañera experimentan un orgasmo, él siente que ha completado su obra y ha sido ricamente recompensado por el amor y la profunda apreciación de ella.

Al atender primero al orgasmo de la mujer, el hombre la abre para que responda plenamente al de él. Cuando ella lo haya experimentado podrá compartir mejor la plenitud de su amor y su receptividad. En el momento de su propia culminación, él puede unírsele plenamente y recibir el amor que ella le tiene. Cualquiera que sea la profundidad del amor que inspira en su compañera, en ese precioso momento él puede, como nunca, darle cabida.

> Cualquiera que sea la profundidad del amor que
> inspira en su compañera, en el precioso
> momento del orgasmo él puede, como nunca,
> darle cabida.

LA TERAPIA DEL BUEN SEXO

Cuando el hombre experimenta una relación sexual espléndida, cualquier resentimiento que haya estado acumulando se borra con toda facilidad. Para él no hay mejor terapia que una gran cópula. A veces se requiere terapia o asesoramiento profesional para llegar a ese punto en que hombre y mujer pueden experimentar un espléndido contacto sexual, pero una vez que la pareja está allí y aprende el camino para volver siempre, el buen sexo mantendrá al hombre en marcha, conservando viva la magia del amor apasionado.

Sin la experiencia regular del gran contacto sexual, es muy fácil que el hombre olvide lo mucho que ama a su compañera. Puede tenerle buena voluntad y mostrarse cortés o amistoso en la relación, pero no sentirá el profundo vínculo que los unió en un principio.

Sin ayuda del buen sexo, las pequeñas imperfecciones de su pareja comenzarán a hacerse cada vez más grandes a sus ojos. A diferencia de las mujeres, que necesitan hablar de los sentimientos para sentir más amor, el hombre puede sentir más amor a través del sexo.

Aunque en toda relación es esencial gozar de una buena comunicación, que siempre conduce a un excelente contacto sexual, cuando en una pareja la mujer pasa cierto tiempo sin experimentar una buena cópula, es muy fácil que encallezca bajo el peso de todas sus responsabilidades. No sólo se siente responsable de ella misma, sino también de su compañero. Olvida sus propios deseos sensuales y sexuales. Sin el apoyo romántico de su amoroso compañero, no cree tener tiempo para sí misma.

POR QUÉ A LAS MUJERES LES ENCANTA EL DESEO

Cuanto más se concentra una mujer, durante el día, en cuidar de otros y brindarse a ellos, menos conciencia tiene de sí misma y de sus propios deseos sensuales. Aunque esté en contacto con los sentimientos ajenos, pierde el contacto con los propios.

Así como el hombre olvida los sentimientos, la mujer olvida sus deseos y anhelos sensuales. La parte práctica de la supervivencia cotidiana adquiere la preeminencia por sobre sus deseos más profundos y sensuales. Cuanto más presionada o abrumada esté, más difícil será para ella relajarse y disfrutar de los simples placeres de la vida.

Así como el hombre olvida los sentimientos, la mujer olvida sus deseos y anhelos sensuales. La parte práctica de la supervivencia cotidiana adquiere la preeminencia, por sobre sus deseos más profundos y sensuales.

Cuando el hombre se concentra en una mujer de una manera cariñosa y atenta, la deja en libertad de volver a experimentarse a sí misma. Cuando la mujer se ve momentáneamente liberada de la presionante necesidad de atender a otros, puede comenzar a sentir sus deseos sexuales. La romántica atención del hombre hacia los detalles que pueden complacerla empieza a abrirla automáticamente.

Al recibir el apoyo cariñoso, sustentador y sensual que su lado femenino ansía, comienza a tomar conciencia de sus anhelos sexuales. Es como si ignorara que desea ese estímulo hasta que lo recibe. El acto de proporcionar diestramente a una mujer lo que necesita la ayuda a descubrir sus necesidades; entonces empieza a desear más.

Por ejemplo: cuando el hombre toca a una mujer cerca de sus zonas erógenas y luego se retira, yendo y viniendo de una manera rítmica, ella puede empezar a sentir con más intensidad su deseo de ser tocada. Un hombre hábil sabe mover el contacto en la dirección en la que, a su debido tiempo, ella deseará que la toque, pero apartarse cuando se está acercando. Esto causa el efecto de aumentarle el deseo de que él la toque allí. El hombre la provoca, dándole un poquito para luego quitárselo.

Cuando el hombre le toca el cuerpo en las zonas no erógenas, bordeando los sitios donde habitualmente no se la toca, ella comienza a sentir, automáticamente, la necesidad de que la toque en las zonas erógenas.

Durante una espléndida relación sexual, el deseo aumenta gradualmente en la mujer. Al principio quizá sólo sienta un deseo escaso o leve, pero a medida que ese deseo queda satisfecho y se alivia la tensión, le sigue otro más grande. Según se van satisfaciendo los deseos, se generan otros nuevos y más intensos. De ese modo, mediante la acumulación y liberación gradual de la tensión, ella puede sentir el máximo deseo de unión y liberarlo con un orgasmo.

Uno de los secretos para lograr una espléndida relación sexual es que el hombre tiente poco a poco a una mujer para incrementar su deseo sexual. En el capítulo siguiente exploraremos el arte de seducir.

Capítulo 3

Cómo lograr que una mujer enloquezca de placer

Las mujeres disfrutan mucho más de una conversación si no se ven obligadas a ir directamente al grano. Muchas veces, a fin de relajarse o intimar con alguien, gustan dar rodeos por un rato, descubriendo gradualmente lo que desean decir. Esto es una metáfora perfecta para su modo de gozar el sexo. A las mujeres les encanta que el hombre se tome su tiempo y dé muchos rodeos antes de ir al grano.

Mientras su deseo y su excitación no son intensos, la mujer disfruta de que la toquen de una manera indirecta. Por ejemplo: antes de tocarle los pechos con los dedos o la palma de las manos, el hombre debería rondarlos por un rato, acercándose cada vez más. Y cuando esté a punto de tocar, hará bien en pasar a otro sitio para comenzar otra vez.

A la mujer no le gusta que la estimulen directamente en sus puntos más sensibles, como al hombre, sino que la seduzcan, guiándola gradualmente hacia el sitio donde ansía ser tocada. Por ejemplo: cuando se le quite el sostén, en vez de retirarlo sin más, de vez en cuando es conveniente mover el dedo a lo largo del interior, bajar lentamente un bretel para descubrir el pecho y luego volver a cubrirlo.

> **La mujer quiere que se la seduzca, guiándola
> gradualmente hacia el sitio donde ansía ser tocada.**

Para tentarla, el hombre puede darle un poquito y quitárselo para volver a empezar. La repetición de este proceso genera en ella más deseo. Este anhelo incrementado le proporciona gran placer, pero también a él. Una vez que él entienda lo que realmente la excita, empezará a sentir el poder de contener su propia pasión para enloquecerla de placer.

LA NECESIDAD FEMENINA DE RELAJARSE

En general, el hombre no comprende que la mujer necesita relajarse y entrar lentamente en el sexo. Él está listo desde un principio. Le cuesta entender la necesidad femenina de relajarse primero, pues a veces él necesita un orgasmo para poder relajarse. A diferencia de los hombres, casi todas las mujeres necesitan relajarse antes de disfrutar del sexo a lo grande.

La seducción y el juego previo le dan tiempo para relajarse y desprenderse gradualmente de sus inhibiciones. Los toques lentos, rítimicos e imprevisibles, las caricias y la frotación de las zonas no erógenas, despiertan gradualmente un deseo más intenso de ser tocada en las zonas erógenas. Para permitir que un hombre la satisfaga, ella necesita primero tiempo para relajarse y sentir esa parte de sí que necesita ser colmada.

Un buen consejo que suele figurar en los libros sobre sexo es que las mujeres se preparen dándose un largo baño de agua caliente y sales de baño, con las luces amortiguadas. Antes de conocer las diferencias entre hombres y mujeres, eso era algo que yo no lograba entender. Si yo me daba un largo baño caliente, lo más probable era que me quedara dormido. Ahora, en cambio, me parece muy lógico que para ellas sea muy benéfico remojarse largamente en agua caliente.

La relajación y la estimulación suave son la base para excitar a una mujer. Siguiendo lentamente el contorno de su cuerpo con los dedos y con besos tiernos, el hombre despertará sus zonas más erógenas, que ansiarán el contacto.

UN AMANTE DE MANO LENTA

Cuando pregunto a las mujeres lo que más desean de un hombre, una y otra vez las escucho decir lo mismo: como dice la canción, quieren un amante de mano lenta. Este proceder lento incrementa su placer de tal modo que, cuando él lleve finalmente los dedos y la lengua a sus pechos, los pezones estarán ya erectos y ansiando el contacto. Cuando él pase a la cara interior de los muslos, la vulva, los labios, el clítoris y la vagina, la encontrará ya lubricada, caliente y dispuesta a que la toque. Cuando se la estimula de este modo, su placer brota desde lo profundo de su ser.

El hombre es distinto. Tocarle directamente el pene aumenta notablemente su placer. Muchas mujeres no lo saben y frustran a sus compañeros esperando demasiado tiempo para tocar y frotar sus genitales. Si esa caricia le parece demasiado directa, puede aliviar gran parte de la frustración masculina presionando el peso de su cuerpo contra la ingle de su compañero.

La mujer debe recordar que el estímulo directo proporciona al hombre el máximo placer.

LA CIRCUNVALACIÓN DEL TEMPLO

Ciertos templos antiguos están consagrados al aspecto femenino de Dios. Según cierto rito asociado con esos santuarios de la Madre Divina, es preciso dar tres vueltas al templo antes de entrar en él. El mismo principio se aplica cuando amamos y adoramos a una mujer durante el acto sexual.

Antes de tocar directamente o penetrar en un sitio muy delicado es preciso prepararla. Por ejemplo: cuando se besa a una mujer, introducir abruptamente la lengua en su boca puede ser demasiado brusco. En cambio conviene besarla con ligereza varias veces, para introducir la lengua sólo cuando ella comience a abrirse. Una sensación maravillosa es describir un círculo dentro de su boca antes de adentrarse a mayor profundidad.

Cuando se le toquen los pechos y, a su debido tiempo, los pezones, también es preciso circundarlos previamente. Por ejemplo: en vez de tocarle directamente el pecho y luego el pezón, él debería descender lentamente hacia el pecho y luego ascender de nuevo. Después, con un movimiento rítmico y moroso de ir y venir, puede acercarse más.

Una vez que haya comenzado a tocarle el pecho puede mover suavemente la mano, una y otra vez, abarcando el pecho como lo haría el sostén. Puede mover la mano en un suave movimiento de balanceo y, poco a poco, ir deslizándola alrededor del pecho. Después podrá estrujar un poco y soltarlo, una y otra vez. Todos estos movimientos tienen por objetivo aumentar y disminuir la estimulación, de manera lenta y repetitiva.

Un pequeño secreto que cualquier hombre puede aprender con facilidad es el arte de quitarle el sostén. Hace años, al quitar el sostén a mi compañera, yo tenía que luchar con los broches. De ese modo el sexo se convertía súbitamente en algo muy torpe e incómodo. ¿Cómo se puede pretender que uno sepa desabrochar un sostén si nunca los usó?

Este problema es fácil de resolver. Un día en que tu pareja haya salido, busca el cajón de su ropa interior y dedica cinco minutos a examinar sus diferentes modelos de sostén. En pocos minutos te convertirás en un experto. Básicamente, hay tres tipos de broches: los que se enganchan de arriba hacia abajo, los que se operan de atrás hacia adelante y los situados en la parte delantera. Practica hasta que puedas desabrocharlos sin esfuerzo con una sola mano. Luego ensaya hacerlo con una sola mano y con los ojos cerrados. La próxima vez que hagas el amor a tu compañera, ella quedará muy impresionada al ver que le quitas el sostén con toda serenidad y confianza.

A las mujeres les gusta que los hombres tengan confianza en sí mismos. Ese es un aspecto en el que los hombres, definitivamente, pueden saber cómo actuar. Cuando él le desabroche el sostén con una sola mano, ella empezará a ablandarse, rindiéndose a su toque magistral y entendido.

CÓMO AUMENTAR EL DESEO

Para aumentar su deseo, el hombre puede tocarla en otro sitio y luego volver al pecho para recomenzar. Esta vez, cuando vuelva, puede acercarse más al pezón. En vez de ir directamente a él, debe rozarlo apenas, como si lo hiciera sin intención. Esto brinda a la mujer la oportunidad de percibir la sensibilidad de sus pezones y anhelar más.

Cuando la mano vuelva, conviene que dedique un rato a circundar el pecho. En este caso tres vueltas no bastan. Se logrará más efecto aguardando diez veces más de lo que se esperaría normalmente.

Una vez que haya tocado el pezón puede acariciarlo con suavidad, yendo y viniendo varias veces, como si tuviera todo el tiempo del mundo. Cuando el pezón esté erguido, es posible lamerlo o comenzar a succionarlo con suavidad. Para la mujer es sumamente estimulante que el hombre le succione el pezón mientras le acaricia el clítoris.

QUITAR LA BOMBACHA

Para tocarla entre las piernas es preciso esperar a que ya esté lubricada. A veces conviene rondar primero el interior de la bombacha y luego, gradualmente, explorar su vulva.

Para ella es muy excitante que, en vez de bajarle súbitamente la bombacha, su compañero comience a deslizarla hacia abajo y luego la vuelva a su lugar.

En vez de quitársela, puede empezar por tocar el borde interior de la prenda por el lado posterior; luego, la delantera, bajando por el borde hacia adelante. Por fin puede introducir los dedos siguiendo el borde de la entrepierna y palpar el vello húmedo y la carne que rodea la vagina.

Una vez que el hombre haya comprobado, con un suave sondeo del dedo, que su compañera está lubricada, puede quitarle la bombacha. También es posible demorar ese momento una vez más, para darle a entender que tiene control sobre sus pasiones.

Aun cuando su pasión vaya en aumento, puede tomarse un largo tiempo. Esta restricción permite que su compañera se sienta más en libertad de descartar sus inhibiciones, abandonando el control. En vez de quitarle la bombacha, puede rodear las nalgas y meterla en la raya, a fin de exponer el trasero desnudo. Después de convertir la bombacha en un taparrabos, puede empezar a tocar y acariciar las nalgas y, desde atrás, la cara interior del muslo.

A su debido tiempo podrá quitarle la bombacha e iniciar las caricias en la cara interior de los muslos, rodeando toda la vulva hasta tocarle el clítoris.

TOCAR EL CLÍTORIS

Muchas veces los hombres olvidan tocar el clítoris. En mi trabajo de asesor, con frecuencia oigo a las mujeres quejarse de que el compañero no las toca allí o, aun cuando lo hace, no acierta con el sitio o no lo prolonga por el tiempo suficiente. Muchas interpretan eso como falta de interés por parte de él.

Generalmente no se trata de eso. El hombre olvida tocar el clítoris porque no comprende, por instinto, la importancia que tiene. He aquí algunos datos que le servirán de recordatorio. Según mis propias entrevistas y la mayoría de los estudios sexuales, las mujeres informan que el noventa y ocho por ciento de sus orgasmos son resultado directo de la estimulación del clítoris.

> Si el hombre olvida tocar el clítoris no es porque
> no le importe satisfacer a su compañera, sino porque
> no sabe instintivamente que casi todos los orgasmos
> femeninos resultan de la estimulación del clítoris.

Hombres: imaginen que hacen el amor sin estimulación del pene. No sería muy divertido, por cierto. De manera similar, para que la mujer disfrute de un buen coito es necesario estimular el clítoris de cinco a quince minutos, a fin de que ella alcance el orgasmo.

Cuando asesoro a una pareja, muchas veces él me dice que toca el clítoris a su mujer por cinco o diez minutos. Sin embargo, la esposa me dirá en privado que rara vez la toca allí; si acaso lo hace es sólo por uno o dos minutos.

Yo le aseguro entonces que, en realidad, él cree haberlo hecho por más tiempo; luego le enseño técnicas avanzadas para obtener lo que desea. Si la mujer comienza por aceptar la tendencia masculina a olvidar las necesidades de su pareja, puede empezar a obtener lo que desea. Por el contrario, si se enoja con él le hará más difícil entender sus legítimas exigencias.

MÁS TIEMPO PARA ELLA

Si el hombre no toca el clítoris a su compañera por el tiempo suficiente, sugiero que ella baje la mano y prosiga tocándose. De ese modo él recibe el mensaje con toda claridad, pero sin sentirse criticado, corregido ni dominado. Cuando perciba lo mucho que ella lo disfruta, automáticamente comenzará a dedicarle más tiempo.

Si hay otro tipo de caricia que a ella le gustaría recibir, en vez de soportar lo que él hace con paciencia y en silencio, puede hacer por sí misma los movimientos que espera de él. En ese caso el hombre debería tomar una almohada y acomodarse allí abajo para mirar y aprender.

El hombre cuenta con un método muy efectivo para aprender a brindar a la mujer un interludio más largo, y es tomar el tiempo. Aunque no parezca muy romántico, da resultados. Recomiendo que el hombre ponga discretamente un reloj junto a la cama. Mientras esté tocando la vulva y el clítoris de su compañera, puede echar un vistazo ocasional para tomarse el tiempo.

Con frecuencia los hombres se sorprenden al descubrir que, cuando se excitan, pasan a vivir en una dimensión cronológica diferente. Lo que ellos calculan como diez o quince minutos de estimulación es, en realidad, uno o dos minutos según el reloj.

Al fijarse entre cinco y quince minutos, él puede empezar a brindar a su pareja el estímulo que tanto necesita. Una vez preparada de ese modo ella podrá recibirlo más plenamente cuando inicien la cópula.

ESTIMULACIÓN HÁBIL

La amante hábil estimula directamente la zona más sensible y erógena del hombre: el pene y los testículos. Al estimular estas zonas, gradualmente despierta el resto de su cuerpo y comienza a desear que lo toquen y lo estimulen también, con las manos y la lengua. Entonces ella puede utilizar en él, con éxito, todas las técnicas de seducción que la excitarían a ella. En el caso del hombre, el secreto consiste en estimular primero su órgano más apremiante y sensible.

El amante diestro comienza por estimular las partes menos sensibles y erógenas de su compañera. Primero le toca el pelo, la besa en los labios sin insertar aún la lengua, la rodea con sus brazos, le toca las piernas, pero no la cara interior del muslo, le acaricia la espalda o las nalgas. Luego podrá presionar suavemente el cuerpo contra el de ella, subiendo y bajando para frotarla con la ingle en un movimiento circular.

Al avanzar gradualmente por su cuerpo, acercándose y alejándose rítmicamente a las zonas erógenas, él despierta sus partes más sensitivas y hace que deseen ser tocadas. Después, también de manera indirecta, puede acercarse a sus zonas más sensibles para proporcionarle un estímulo repetitivo.

El amante diestro comienza por estimular las zonas menos sensibles y erógenas de la mujer. La amante hábil estimula primero el órgano más apremiante y sensible del hombre.

Cuando domine el arte de aumentar poco a poco el deseo en su pareja, el hombre podrá estar seguro de saber qué debe hacer para enloquecerla de deseo. Esta confianza es, por sí sola, muy excitante para las mujeres. En el capítulo siguiente analizaremos cómo incrementar la confianza sexual.

Capítulo 4

Confianza sexual

La confianza sexual es lo que más excita, tanto al hombre como a la mujer. En ella se enciende el deseo cuando siente que su compañero está seguro de saber cómo satisfacerla. Esa confianza le garantiza que él sabrá actuar, ser flexible si algo no resulta y mantener su potencia. El hombre también se excita cuando la mujer tiene confianza en sí misma, pero de un modo diferente.

La confianza sexual es lo que más excita.

Cuando él percibe que su compañera le tiene confianza, su excitación crece. Y se excita más cuando ella le transmite, con los ojos, que está segura de pasarlo bien y de querer hacer el amor con él, de que él no cometerá errores.

Si la mujer parece demasiado segura de saber cómo enloquecerlo, eso puede resultar intimidante. Quizás él comience a dudar de poder estar a la misma altura, de poder resistir lo suficiente para satisfacerla. Por cierto, conviene que ella tenga confianza en su capacidad de darle placer, pero como en todas las técnicas avanzadas de relación, lo mejor que puede hacer para satisfacerlo es ayudarlo a que la satisfaga.

> **Lo mejor que puede hacer una mujer para satisfacer
> sexualmente a un hombre es ayudarlo
> a que la satisfaga.**

APRENDER SEXUALMENTE

Antes de comenzar a dictar seminarios sobre sexo, fui monje célibe por nueve años; durante ese período enseñé filosofía espiritual y meditación. Cuando llegué a la edad de veintinueve años mi vida cambió radicalmente. Dejé de ser monje, retorné al mundo y volví a gozar del sexo.

Durante ese primer año, tras nueve de abstinencia, me sentí como el hambriento que come después de un largo ayuno. Sentía una gran necesidad de compensarme por lo perdido. No pensaba más que en mujeres, amor y sexo, sexo como desayuno, almuerzo y cena. A veces, después de algunas horas de hacer el amor, estaba tan dolorido que caminaba como si tuviera bochas entre las piernas.

Leía todo lo posible sobre sexo y lo practicaba cuanto podía. Deseaba aprender mucho. Finalmente me inscribí en un curso universitario sobre sexo y psicología.

Cuando estaba con una mujer, le explicaba que había sido monje por nueve años y que apenas comenzaba a aprender sobre cuestiones sexuales. Luego le pedía que me hablara de su cuerpo, enseñándome las cosas que le hacían más satisfactoria la experiencia sexual.

Este enfoque causaba un efecto tremendo. Por algún motivo, a ellas no les importaba que yo no supiera nada de sexo porque había sido monje. No sólo se excitaban de veras al explicarme qué cosas les gustaban en un contaxto sexual, sino que realmente aprendí muchísimo.

Tras dos años de intensa experimentación sexual, según diversas tradiciones antiguas de todo el mundo, comencé a dictar talleres sobre sexo y espiritualidad con mi pareja sexual de esa época. Juntos organizábamos discusiones sobre lo que hacía del sexo algo espléndido para hombres y mujeres. Durante todo el seminario, muchos participantes hablaban abiertamente de lo que hacía memorable un contacto sexual.

Todo el mundo se beneficiaba con ese proceso de analizar las preferencias y las aversiones masculinas y femeninas. Aunque yo dirigía los debates, también era uno de los estudiantes. Tomaba notas y, ya en casa, probaba las cosas con mi compañera.

POR QUÉ HABLAR NO SIEMPRE SIRVE

Los hombres, en su gran mayoría, nunca han sido monjes, por lo que les resulta incómodo preguntar a una mujer qué cosas le gustan en un contacto sexual. No sólo el hombre se cree en la obligación de ser un experto en cuestiones sexuales, sino que también la mujer quiere que su hombre sepa lo que hace, que sepa por intuición lo que debe hacer. Quizá también se resista a decirle lo que le gusta porque no quiere hacer del sexo una fórmula establecida, sino algo a descubrir entre los dos.

En el fondo, la mujer puede pensar que, si él es compañero adecuado, si realmente la ama, sabrá sin duda qué hacer. Estas ideas son alimento para las fantasías románticas, pero no sirven para crear una buena relación sexual. Por añadidura, es habitual que ella no exprese sus deseos por temor a ser juzgada o por miedo a que su compañero no los satisfaga. Existe toda una variedad de motivos por los que el sexo pierde parte del romanticismo si ella debe indicarle qué hacer.

**En el fondo, la mujer puede pensar que,
si él es compañero adecuado, si realmente la ama,
sabrá sin duda qué hacer. Estas ideas son alimento
para las fantasías románticas, pero no sirven
para crear una buena relación sexual.**

Casi todos los libros sobre sexualidad destacan la importancia de conversar sobre las preferencias y aversiones sexuales, pero las parejas no suelen hacerlo. En nuestra sociedad es común que la gente sufra grandes inhibiciones para hablar de sexo; por eso, en general, sólo abordamos el tema cuando la relación no funciona. El que está insatisfecho comienza a mencionar lo que desea, pero por entonces a su pareja le cuesta enterarse de esas necesidades. Discutir el tema, en vez de ser una experiencia divertida, suena a crítica o a culpa; generalmente lo es, hasta cierto punto.

Los hombres, sobre todo, son muy sensibles a esa retroalimentación. Cuando la mujer les dice qué le gusta, qué no le gusta, lo que él oye es: "No eres buen amante. Otros hombres saben qué hacer. ¿Por qué tú no? ¿Qué te pasa?"

Cosa irónica: se supone que un hombre debe saberlo todo sobre el sexo y, como se supone que sabe, no puede preguntar a su compañera qué le gusta ni dedicar tiempo a descubrirlo. Así como las mujeres, ocasionalmente, sienten la necesidad de fingir el orgasmo para complacerlo, los hombres deben fingir confianza para complacerlas. Muchos querrían saber más, pero no saben cómo abordar el tema sin dar la impresión de que no lo saben todo.

Así como las mujeres, ocasionalmente, sienten la necesidad de fingir el orgasmo para complacerlos, los hombres deben fingir confianza para complacerlas.

MANERAS FÁCILES DE HABLAR SOBRE SEXO

Un modo de superar esta falta de comunicación es leer juntos libros que analicen el sexo para luego comentarlos. Es mucho más fácil abordar el tema si la pareja no se siente criticada por no hacer bien las cosas. Cuando oímos algo que nos gustaría, conviene remarcarlo con un pequeño "hummm" o un "¡hummm!" más marcado, para dar a la pareja la pista o el recordatorio que necesita.

Por mucho que sepamos sobre sexo, el entender las diferencias entre hombre y mujer añade una nueva perspectiva. Nos ofrece una motivación mucho mayor para brindar a nuestra pareja lo que necesita.

A veces, cuando diserto sobre el sexo, pido a mi público que aplauda si realmente le gusta lo que estoy diciendo; de ese modo cada uno hace notar a su pareja que lo dicho por mí le parece válido. Los hombres se sorprenden ante las cosas que arrancan de las mujeres los aplausos más fuertes, y viceversa. El esposo no se siente tan afectado en lo personal si su esposa bate palmas, porque casi todas las mujeres están haciendo lo mismo; además, ella sólo está festejando lo que le gusta, no quejándose de él. No necesita decirle directamente lo que le gusta porque él puede observar por sí mismo su reacción.

Mediante este tipo de retroalimentación inocua, muchas parejas que habían dejado de hacerse el amor vuelven súbitamente a disfrutar de un espléndido contacto sexual. Al descubrir sus diferencias de este modo, hombre y mujer logran recordarlas mejor y se sienten más motivados para actuar de modo de crear un buen contacto sexual, para el uno y para la otra.

TODAS LAS MUJERES SON DIFERENTES

No sólo hay diferencias entre hombres y mujeres, sino que todas las mujeres son diferentes entre sí. Para que el hombre comprenda realmente lo que una mujer necesita, mantener en algún momento una sencilla conversación puede cambiar notablemente las cosas. Para mayor complicación, además de ser todas diferentes, las mujeres suelen cambiar con el tiempo y tornar más adelante a lo que eran en un principio. Un libro o un seminario puede enseñar técnicas y enfoques generales, pero no las preferencias personales de tu pareja.

Todas las mujeres son diferentes entre sí. Para que el hombre comprenda realmente lo que una mujer necesita, mantener en algún momento una sencilla conversación puede cambiar notablemente las cosas.

Para Sam, tocar el clítoris a una mujer era cuestión de pura casualidad. Se daba cuenta de que había acertado con algo porque ella se excitaba, pero no sabía exactamente por qué. Para que obtuviera más confianza, le sugerí que pidiera a Ellen, su pareja, que dedicara algunos minutos a hablarle de su cuerpo. Recomendé tocar el tema con despreocupación y objetividad, sin tratar de excitarse.

En una manera muy práctica, sin dar a la conversación un tono sensual, ella le explicó brevemente lo que más le gustaba. Al principio se mostró un poco tímida, pero Sam le aseguró que eso sería muy útil. Han pasado años enteros y aún recuerda lo que ella dijo, palabra por palabra.

Una vez que ha entendido con claridad qué es lo que más gusta a su pareja, el hombre puede relajarse. No tiene por qué actuar mecánicamente, siguiendo al pie de la letra las sugerencias de ella cada vez que hacen el amor, pero conocer sus preferencias le da seguridad para crear, en cada oportunidad, una nueva experiencia sexual. Cuando algo parece no resultar, él sabe que puede volver a lo que ella disfruta más. Este tipo de confianza ayuda al hombre a relajarse, facilitándole una actitud sexual más creativa y espontánea.

Cuando el hombre sabe que puede volver a lo que siempre da resultado, se siente en libertad de probar cosas distintas.

En respuesta al pedido de Sam, Ellen dijo: "¿Quieres un manual sobre cómo hacerme el amor?" Sam, sonriendo, dijo que sí.

En la intimidad del dormitorio, Ellen dedicó un rato a describir algunas de las caricias que le gustaban. Luego él le pidió que le mostrara cómo quería que la tocara entre las piernas. Ella lo hizo de un modo bastante clínico; en realidad, no estaba tratando de estimularse, sino de mostrarle sus movimientos favoritos.

Después de observarla por un rato, Sam prestó mucha atención y repitió sus movimientos hasta conocerlos bien. Trataba de recordar con claridad cómo era la vulva cuando ella se tocaba, a fin de hacer lo mismo con igual exactitud sin necesidad de mirar.

Para practicar utilizaron un espejo. Él se tendió junto a Ellen, le buscó la vulva y empezó a tocarla con una mano, mientras sostenía el espejo con la otra. Mientras tanto observaba sus propios movimientos en el cristal. Más tarde, mientras hacían el amor y ella gemía de excitación, Sam supo con certeza qué la estaba gratificando, porque visualizaba claramente sus manos y el punto que estaban tocando.

Durante la conversación Sam estudió con atención el territorio de los órganos sexuales femeninos, en especial el clítoris. Como sabía exactamente dónde estaba ese punto, Ellen tuvo la certeza de que siempre recibiría el estímulo necesario. Pero lo más importante era que Sam supiera con exactitud lo que estaba haciendo allí abajo.

Si bien esto obró maravillas en la vida sexual de ambos, también sugerí a Sam que, cuando la cópula resultara excepcionalmente grata, podía preguntar a Ellen qué era lo que más le había gustado. A ella le advertí que, en esas ocasiones, debía poner cuidado en mencionar positivamente lo que le gustaba, para no ponerse en una actitud crítica.

Si Sam se refería a algo específico que a ella no le había gustado, aconsejé a Ellen que, en vez de entrar en detalles, hiciera una pausa, como para sugerir que estaba buscando un modo simpático de decir que no le gustaba. Esto hace que la retroalimentación negativa sea mucho más fácil de recibir.

Podía decirle, a veces: "Estuvo bien" o "Fue agradable", pero sin gran entusiasmo, y Sam comprendería con claridad que eso no la conformaba mucho. Si algo le desagradaba, podía decir: "Eso no acaba de gustarme." Este tipo de comentarios, amables y suaves, permitirían que Sam, en el futuro, volviera a abordar el tema con comodidad.

Al preguntarle de vez en cuando lo que le gusta, Sam le da oportunidad de compartir sus descubrimientos o sus cambios de gustos sexuales. Por su parte, cuando ella hace algo que le agrada mucho también se lo hace saber.

CUÁNDO HABLAR DE SEXO

No es muy romántico preguntar a una mujer qué desea en pleno acto sexual. Es preferible hacerlo después del sexo o en algún otro momento, cuando no se esté planeando hacer el amor inmediatamente. Durante el sexo ella no quiere pensar en sus necesidades; lo que desea es sentir más y dejar que todo se desenvuelva gradualmente.

Para reunir información sobre lo que una mujer quiere en la cama, el hombre debería prestar mucha atención a sus respuestas durante el acto sexual. El hombre necesita escucharla expresar verbalmente su placer. De ese modo recibe la retroalimentación que necesita para saber qué la satisface. Hasta es posible que la mujer disfrute más del sexo cuando expresa verbalmente sus sensaciones.

Para obtener una retroalimentación más directa, el hombre puede preguntar, pero lo ideal es que lo haga cuando el acto sexual parece haber sido bastante bueno. Otro buen momento para hacerlo es como respuesta a un comentario sobre el libro que se está leyendo, una conferencia o cierta escena de una película.

Este tipo de conversación debe ser desenvuelta y no demasiado directa. Por ejemplo: no es cuestión de tomar nota y luego decir: "Entonces: primero te gusta tal cosa y luego tal otra, y después de eso yo debo hacer lo de más allá".

Ese enfoque es demasiado mecánico para ella. La mujer necesita sentir que, al hacerle el amor, él está expresando sus sentimientos en vez de seguir una fórmula.

"CALIENTE Y FRÍO" DURANTE EL SEXO

Los hombres son muy quisquillosos en cuestiones de retroalimentación sexual. Cuando reciben sugerencias o pedidos de una mujer, a veces piensan que se los está corrigiendo o criticando, cosa que para muchos es difícil de manejar.

Con mensajes de "caliente" o "frío" se puede ayudar mucho al compañero. Sin duda conoces ese juego que consiste en buscar algo escondido mientras los otros te ayudan diciendo: "Tibio", cuando te acercas, o: "Más frío", si te estás alejando. De modo similar, durante el acto sexual la mujer puede emitir sonidos que indiquen: "Esto se está calentando" o "Te enfrías".

Estas reacciones son muy importantes. Es como si él tuviera los ojos vendados y necesitara conocer las reacciones de ella para hallar el camino. A cada contacto necesita saber si está "caliente" o "frío". La retroalimentación es muy importante para que él llegue, con el tiempo, a conocer el cuerpo de su pareja.

A veces una mujer puede estar disfrutando de la fase relajante del sexo; en ese caso, no emitir ningún sonido es la expresión natural de su calma y relajación interiores. Esto resulta confuso porque, en otros momentos, la falta de sonidos podría significar que él no la está estimulando debidamente y que ella no entra en clima. La solución es que ella le haga saber verbalmente si está disfrutando en silencio de la relajación.

Puede decir: "Qué agradable es esto. Quedémonos un rato abrazados". O: "Me gusta tanto relajarme mientras me acaricias..." Esto dará a su compañero la paciencia y la comprensión que necesita para continuar.

CÓMO DAR INDICACIONES POSITIVAS

Cuando el hombre está haciendo algo que la incomoda o no le gusta, la mejor técnica consiste en orientarlo hacia lo que resulte más placentero. Como ocurre con otras técnicas avanzadas de relación, lo que da mejores resultados es ayudarlo a tener éxito en vez de destacar los errores.

Tratándose de la relación sexual, ella puede apartarle la mano hacia donde le gustaría sentirla y mostrar una reacción de agrado. Él recibirá inmediatamente el mensaje. Si ella quiere decir algo, lo ideal es: "Esto me gusta", en vez de: "Esto otro no me gusta".

DIEZ MODOS DE ARRUINAR EL SEXO

Cuando la mujer no comprende la sensibilidad masculina en este aspecto, tiende a enfriarlo sin darse cuenta con frases como éstas:

1. "No lo estás haciendo bien."
2. "Eso no me gusta."
3. "¡Ay! ¡Eso duele!"
4. "No me toques ahí."
5. "Me estás haciendo cosquillas."
6. "Así no."
7. "Todavía no."
8. "Allí no."

9. "No estoy lista."

10. "¿Qué estás haciendo?"

Este tipo de retroalimentación puede enfriar a un hombre de inmediato. En un minuto pierde su excitación.

POR QUÉ SE ENFRÍA EL HOMBRE

Muchas veces, durante el sexo, el único objetivo del hombre es complacer a su compañera. En esos momentos es más sensible a la retroalimentación negativa. Si comete un error y se siente criticado, a veces sólo cabe aceptar que se lo ha ofendido y que necesita un poco de tiempo para volver a excitarse.

Cuando el hombre busca complacer a su compañera, es más sensible que nunca a la retroalimentación negativa.

He aquí un ejemplo de cómo una mujer puede enfriar a su compañero sin darse cuenta. Mientras hacía el amor con Jake, Annie no dejaba de decir cosas tales como: "Así no", "Eso no me gusta" y "Me haces cosquillas". Y bien: después de tres intentos, Jake quedó fuera del juego. Se detuvo de pronto. En un instante desaparecieron todos sus sentimientos. Dejó de encontrarla atractiva y se desconectó, simplemente.

—¿Qué pasa? —preguntó ella.

No hubo respuesta.

Después de algunos momentos, ella insistió:

—¿No estábamos haciendo el amor?

—Sí —dijo él.

—Bueno, ¿y no vamos a seguir?

—No. —Y Jake se dio vuelta para dormir.

En una reunión de asesoramiento, aconsejé a Jake que discutiera con Annie lo que había ocurrido. Él le dijo: "Creo que, durante el sexo, soy muy sensible a ciertos comentarios. Preferiría que me corrieras la mano hacia donde quieres que te toque en vez de decirme lo que no te gusta. Si te hago cosquillas, preferiría que me apartaras la mano y trataras de no reír, sobre todo si yo estoy serio. En todo caso podrías presionarme un poco los dedos, para transmitirme el mensaje de que debo dar más peso a la mano, en vez de seguir haciéndote cosquillas con caricias de pluma".

Para su sorpresa, Annie se mostró muy abierta a sus comentarios, cosa que él le agradeció mucho. En adelante, si ella decía ocasionalmente algo que pudiera enfriarlo, Jake hacía lo posible por dejarlo pasar.

Aunque el hombre pierda su erección por un momento, si finge que todo está bien no tardará en recuperarla. Generalmente, para devolverlo a su estado de excitación no es efectivo detenerse a discutir por qué se enfrió.

Aunque el hombre pierda su erección por un momento, si finge que todo está bien no tardará en recuperarla.

SONIDOS VERSUS FRASES

Para brindar retroalimentación en cuestiones de sexo, lo mejor es que las mujeres utilicen pequeños ruidos en vez de frases completas. Pronunciar frases completas puede romper el clima. Para él es una indicación sutil de que ella sigue estando en su cabeza y no plenamente en el cuerpo.

A veces las mujeres dicen cosas que leyeron en alguna novela romántica, como: "Cuando me tocas ansío que me poseas". Al hombre esto le suena tan artificial como: "Caramba, qué grande es tu miembro erguido". No parece que le brotara de adentro. Para transmitirle el mismo mensaje de manera mucho más efectiva, es preferible emitir sonidos graves, como "hummmm", o agudos, como "ohhh". Las sinceras reacciones de la mujer ante las caricias brindan a su compañero toda la retroalimentación necesaria.

Las reacciones de la mujer ante las caricias brindan a su compañero toda la retroalimentación necesaria.

Si ella utiliza frases completas, puede ser porque la excita que el hombre lo haga. Las mujeres se impresionan mucho cuando el hombre puede hablarle mientras está en plena erección.

El hombre tiende a guardar silencio mientras acumula excitación. Aunque retiene la capacidad de formar frases completas, no lo hace porque no le gusta que ella lo haga. No comprende que a ella le encantaría.

Dedicar a la mujer frases completas no sólo aumenta su excitación, sino que puede elevar su autoestima y ayudarla a amar su propio cuerpo.

VEINTE FRASES PARA EXCITAR SEXUALMENTE

He aquí algunas frases que él puede pronunciar para incrementar el placer de su compañera, siempre que expresen sus verdaderos sentimientos. No debe usarlas con el solo fin de excitarla. Es importante que sean la sincera expresión de lo que piensa interiormente, aunque no haya considerado importante expresarlo.

1. "Qué hermosa eres."
2. "Eres un sueño."
3. "Cómo te amo."
4. "Me encanta compartir la vida contigo."
5. "Me vuelves loco."

6. "Tus pechos me excitan."
7. "Adoro esta piel tan suave."
8. "Me encanta tenerte en los brazos."
9. "Me enloquecen tus pechos."
10. "Tus piernas me encantan."
11. "Qué pechos perfectos tienes."
12. "Tus labios son perfectos."
13. "Qué bueno es tocarte."
14. "Te siento tan ardiente..."
15. "Eres una delicia."
16. "Qué dulce eres."
17. "Soy todo tuyo."
18. "Mi corazón es todo tuyo."
19. "Adoro hacer el amor contigo."
20. "Me muero por ti."

Expresar claramente estos mensajes o susurrarlos a su oído la ayudan a sentirse amada, lo cual la abre a sus deseos sexuales más intensos. Ahora que todas las revistas y los medios de difusión se dedican a las mujeres de cuerpo perfecto, a las mujeres comunes les cuesta aceptar que su compañero adore realmente su cuerpo.

Las mujeres siempre me aplauden a rabiar cuando enumero esta lista de frases. Los comentarios sobre los pechos son los que más aplausos reciben. Los hombres no comprenden que la mujer necesita oír ese tipo de cosas una y otra vez. Puede que un hombre piense, durante el acto sexual, que los pechos de su compañera son perfectos, pero no se le ocurre que ella necesite saberlo. Erróneamente, cree que basta con desear tocarlos.

El gerente de una lencería me contó esta anécdota. Entre un grupo de mujeres sesentonas que estaban haciendo compras, una se probó un conjunto muy *sexy*. Las otras, meneando la cabeza, le dijeron que no podía ponerse eso. Ella replicó, llena de confianza: "Cuando una es la única mujer desnuda en la habitación, para él vales un Perú". Este comentario revela una penetración psicológica del hombre que muchas mujeres no tienen. Cuando un hombre te ama, cuanto más se excita más perfecta te ve. Mientras te hace el amor, lo último que pasa por su mente es que tengas los muslos gruesos.

**Cuando eres la única mujer desnuda
en la habitación, para él vales un Perú.**

CUANDO LOS HOMBRES MIRAN A OTRAS MUJERES

Cuando todos los hombres se vuelven como en trance al paso de una mujer "diez puntos", todas las otras mujeres presentes se ven forzadas a recordar que ellas no tienen un cuerpo "diez puntos". Eso puede ser penoso para la imagen que ellas tengan de sí mismas. Si expresas amor a una mujer con frases completas, en el momento en que ella está abierta y desnuda en tus brazos, no sólo la excitas, sino que también la ayudas a sentirse muy satisfecha de sí misma y agradecida por estar con un hombre tan amoroso.

**Cuando todos los hombres se vuelven como
en trance al paso de una mujer "diez puntos",
todas las otras mujeres presentes se ven
forzadas a recordar que ellas no tienen un
cuerpo "diez puntos". Eso puede ser penoso
para la imagen que ellas tengan de sí mismas.**

La mujer no sabe por instinto que ese hombre, el mismo que mira embobado al cuerpo "diez puntos", se siente igualmente hechizado por la belleza femenina de ella cuando siente amor y excitación por ella, sin que importe el puntaje que le asignarían las revistas en una escala de uno a diez.

Cuando un hombre ama a una mujer y ella expresa su

femineidad en la relación mutua, es ella quien lo atrae, no sólo su cuerpo. Cuanto más sea la atracción que le provoca, más hermoso le parecerá su cuerpo. La atracción superficial no dura mucho tiempo. Es muy común que una atracción meramente física se agote con celeridad, igual que un fósforo.

PARA LOS HOMBRES LA ATRACCIÓN ES VISUAL

Las mujeres deben comprender que un hombre experimenta la primera atracción en el plano visual. Cuando ve a una mujer hermosa, instintivamente quiere mirarle el cuerpo. La mujer, en cambio, si ve a un hombre hermoso querrá conocerlo mejor, pero no sólo por su aspecto. El cuerpo no le interesa inmediatamente.

Por lo común, cuando el hombre siente primordialmente el atractivo de lo físico, las mujeres interpretan mal y lo tildan de superficial. No comprenden que él también desea llegar a conocerla, pero el punto por el que comienza es el cuerpo.

Al principio los hombres se excitan más con lo visual, mientras que las mujeres tienen más interés por llegar a conocerlo. Poco a poco, a medida que se desarrolla la relación, el hombre se va interesando cada vez más por la persona interior. La mujer, en cambio, comienza a sentirse atraída y excitada por el cuerpo de él a medida que se va enamorando gradualmente, con el tiempo, del hombre interior.

Puede ocurrir que, en el comienzo de una relación, el hombre no esté seguro de encontrarse plenamente satisfecho con el cuerpo de su compañera; pero con el tiempo, a medida que aprende a conocerla y a amarla, empezará a experimentar la perfección que ese cuerpo tiene para él. Es muy fácil que el hombre solo se deje hipnotizar por los medios de comunicación en cuanto a la belleza femenina. Cuando ve a una mujer, la compara con lo que ve por televisión y en las revistas. Por suerte, cuando se excita ante una mujer y se va enamorando de ella, se quiebra el hechizo de los medios y él puede apreciar plenamente su belleza.

Durante el acto sexual debería reconfortar a su compañera diciéndole dulces naderías sobre lo hermoso que encuentra su cuerpo. No sólo él se libera así de la influencia mediática, sino también ella.

Una solución sencilla

Si la mujer ignora esta atracción de lo visual para los hombres, cuando su compañero mira a otra mujer ella empieza a sentirse fea; entonces se resiente también con él. La solución de este problema puede ser simple.

La mujer debe aceptar la natural apreciación visual de su compañero y el hecho de que, cuando el hombre mira, necesita mirar adecuadamente. En cierta ocasión, Bonnie y yo compartimos un ascensor con una pareja de edad madura y una modelo de diecinueve años que lucía una tanga. En esa oportunidad, hasta a las mujeres les costaba no mirarla. Cuando salimos del ascensor, la otra mujer dijo a su esposo: "Está bien que mires, George, ¡pero trata de no babearte!"

La mujer debe aceptar la natural apreciación visual de su compañero y el hecho de que, cuando el hombre mira, necesita mirar adecuadamente.

La solución es ser decoroso y comprender los sentimientos de la compañera. Cuando otra mujer me llama la atención y disfruto observándola, tengo la consideración de volverme hacia mi esposa y brindarle alguna muestra de atención especial. Es un modo de decirle: "Sí, esa mujer era hermosa. ¡Oh, cómo me gustan las mujeres hermosas! ¡Qué suerte he tenido al casarme con alguien tan bella como tú! Es contigo que quiero estar".

Al volverme hacia ella con una pequeña muestra de afecto, le aseguro que sólo con ella quiero estar. En vez de experimentar rechazo, ella puede así mirarme con más calidez.

Tiempo, tiempo y más tiempo

Si deseamos que la confianza crezca y la pasión dure mucho tiempo, debemos dedicar más tiempo al sexo. El hombre puede tener un orgasmo tras unos pocos minutos de estimulación, pero la mujer necesita generalmente mucho más. Sabiendo esto, el hombre puede tener la certeza de hacer las cosas correctas, aunque su compañera tarde mucho más en excitarse y llegar al orgasmo.

Una de las mayores diferencias sexuales entre hombres y mujeres se refiere al tiempo. El hombre está biológicamente preparado para lograr una máxima excitación en muy poco tiempo, como un soldador, mientras que la mujer ha sido hecha para excitarse gradualmente y con lentitud.

¿Cuánto tiempo?

Básicamente, el hombre necesita dos o tres minutos de estimulación para llegar al orgasmo. Generalmente es un proceso muy simple, tanto como agitar una lata de cerveza y dejar que salte sola.

La mujer, para llegar al orgasmo, necesita generalmente diez veces más tiempo: entre veinte y treinta minutos de juego previo y estimulación de los genitales.

Si el hombre quiere que su compañera llegue al orgasmo, debe recordar esto: para que ella termine con un gran "¡Oh!", agregar la misma O a la derecha de sus dos o tres minutos, convirtiéndolos en veinte o treinta.

> **Para que ella termine con un gran "¡Oh", el hombre debe agregar la misma O a la derecha de sus dos o tres minutos, convirtiéndolos en veinte o treinta.**

Muchas veces el hombre liquida su propio orgasmo en un par de minutos y da por sentado que ella quedó igualmente feliz y contenta.

—¿Terminaste? —pregunta.

Y ella tiene ganas de responder: "Ni siquiera comencé".

SATISFACCIÓN EMOCIONAL VERSUS SATISFACCIÓN SEXUAL

Como para él la cópula ha sido espléndida, no logra entender que para ella no haya sido igualmente maravillosa. Al enterarse de que ella no terminó cae fácilmente en la confusión o en la frustración. Si ignora que ella necesita diez veces más tiempo que él, suele ocurrir que se crea incapaz de excitarla.

Puede que, durante el acto sexual, ella haya estado emitiendo sonidos de placer y satisfacción. Esto no siempre significa que está recibiendo la estimulación necesaria. Muchas veces el placer que siente es su respuesta emotiva ante el placer de su compañero. Le gusta vincularse emocionalmente con él y proporcionarle tanto goce; esto aumenta su deseo, pero la satisfacción emocional no la estimula sexualmente. Necesita contacto y tiempo para llegar al orgasmo.

> **La satisfacción emocional no basta. Una mujer necesita contacto y más tiempo para llegar al orgasmo.**

Entre los agentes de bienes raíces existe un dicho que nos ayuda a comprender el valor de una propiedad: "Todo depende de la ubicación". En cuestiones de sexo, todo depende del tiempo.

Cuando la mujer recibe el tiempo que necesita, puede tener confianza en que obtendrá la satisfacción que busca. Si el hombre comprende que no importa tanto lo que haga, sino cuánto tiempo dedique a hacerlo, también él se siente más seguro.

El hombre siente una confianza instintiva cuando su compañera llega regularmente al orgasmo. Si esto no siempre ocurre, él comienza a preocuparse. En el capítulo siguiente veremos que una mujer puede quedar sexualmente satisfecha sin llegar al orgasmo.

Capítulo 5

Las mujeres son como la Luna, los hombres, como el Sol

Las mujeres son como la Luna, porque su experiencia sexual siempre está creciendo o menguando. A veces, por mucho que su amante se esmere, ella no llega al orgasmo. No sólo no puede llegar, sino que tal vez ni siquiera lo desee. Es muy importante que los hombres entiendan esta diferencia.

En su ciclo sexual, que dura aproximadamente veintiocho días, a veces la mujer desea gozar de un orgasmo y su cuerpo está dispuesto; otras veces, en cambio, prefiere que la abracen y la mimen. En esas oportunidades puede aceptar el sexo y hasta excitarse, pero su cuerpo no tiene interés por el orgasmo.

A veces la mujer desea gozar de un orgasmo y su cuerpo está dispuesto, mientras que otras veces prefiere que la abracen y la mimen.

A veces está en su fase de Luna llena; otras, en cuarto creciente o menguante, y a veces en la etapa de la Luna nueva. En cada una de esas fases y en las muchas intermedias varían sus anhelos sexuales. No hay manera de saber en qué etapa está.

La duración del ciclo varía hasta entre un mes y otro.

Los hombres no comprenden instintivamente esta diferencia porque, en ese aspecto, ellos no son como la Luna. Los hombres son como el Sol, que todas las mañanas se levanta con una gran sonrisa.

Cuando el hombre se excita, su cuerpo quiere generalmente un alivio. Quiere su orgasmo y es normalmente muy capaz de llegar a él. Si él se excita y no encuentra liberación, no sólo se sentirá emocionalmente insatisfecho, sino que también puede experimentar cierta incomodidad física en sus órganos sexuales. Por eso le cuesta imaginar que su compañera no necesite el alivio del orgasmo cada vez que hace el amor. Si ella no llega al orgasmo ni se interesa por llegar, él interpreta erróneamente que algo anda mal.

CÓMO MIDEN LOS HOMBRES SU ÉXITO SEXUAL

Los hombres tienden a medir su éxito sexual por el orgasmo de la mujer. Si ella no "termina" puede que él se muestre mohíno por horas enteras. Por eso las mujeres se sienten obligadas a fingir sexualmente, aun contra su voluntad. A veces fingen el placer sexual y el orgasmo sólo para dejarlos satisfechos.

Esta presión que la obliga a fingir impide que el contacto sexual sea completamente satisfactorio para ella. Además, le impide experimentar el flujo y reflujo naturales de su vida sexual. Si se ve forzada a mostrarse siempre igualmente dispuesta u orgásmica, no puede relajarse para descubrir adónde la llevaría el sexo de manera natural.

La presión que obliga a una mujer a alcanzar el orgasmo impide que el sexo sea completamente satisfactorio para ella.

71

Cierta vez, mientras nos desvestíamos para acostarnos, miré a mi esposa y pensé de pronto que esa noche podíamos tener relaciones.

—Esta mañana ¿hicimos el amor? —pregunté.

Ella respondió con una sonrisa:

—Sí, y fue realmente inolvidable, ¿no?

Me eché a reír.

Me parece que este diálogo describe muy bien la diferencia entre sexo regular y sexo inolvidable. Una buena vida sexual los incluye a ambos.

Aunque uno conozca las técnicas necesarias para lograr un sexo inolvidable, resulta fácil olvidarse de aplicarlas y conformarse con una rutina de sexo regular. Los hombres, sobre todo, se olvidan de crear un contacto sexual inolvidable, no porque no les interese, sino porque no tienen en cuenta lo que es importante para la mujer.

Ellos sienten una mayor obligación de ser eficientes. Cuando logran un buen resultado con veinte minutos de juego previo, emerge cierto impulso subconsciente que dice: "Veamos si con diez minutos puedo lograr el mismo efecto". Y olvidan, automáticamente, que ella necesita más tiempo, no menos.

Por qué olvidan los hombres

Una gran vida sexual no requiere que se vean fuegos artificiales cada vez que se haga el amor, pero sí que uno tenga siempre en cuenta las necesidades diferentes de su pareja. Lo ideal es que, en cada oportunidad, tanto el hombre como la mujer queden con la sensación de haber recibido lo que necesitaban.

Comúnmente, los hombres tienden a olvidar lo que necesita la mujer para sentirse sexualmente satisfecha. Al principio él puede avanzar con mucha lentitud, porque no sabe qué la complace o no está seguro de que ella esté dispuesta a dejarse tocar. Pero una vez que comienzan a mantener relaciones sexuales con regularidad, él no entiende que eran justamente sus movimientos tardos y tentativos lo que tanto la excitaba. Aunque haya leído algo sobre esas diferencias, como no las conoce por experiencia instintiva las olvida fácilmente en el calor de la pasión.

Una vez que comienzan a mantener relaciones sexuales con regularidad, él no entiende que eran justamente sus movimientos tardos y tentativos lo que tanto la excitaba.

Por lo general, la mujer piensa que él no la quiere. Sin embargo, por mucho que él la ame puede olvidarlo sin siquiera darse cuenta. Recuerdo una sorprendente experiencia de nuestro primer año de matrimonio. Mientras volvíamos a casa, después de una conferencia nocturna sobre sexo, pregunté a Bonnie si le había gustado mi charla.

—Me encanta escucharte hablar de sexo —respondió ella—. Por eso vengo siempre a tus conferencias. Lo describes con tanta claridad.

Con bastante orgullo y confianza, quise saber.

—Y cuando yo describo una buena relación sexual, ¿es igual a lo que hago?

Esperaba que ella dijera: "Oh, sí." En cambio ella vaciló.

—Bueno... antes se parecía más.

—¿Quieres decir que no hago todas esas cosas que digo?

—Bueno... —repitió ella—, últimamente estás algo apurado.

—Bien —resolví—, esta noche pondremos muchísimo tiempo.

Y ella dijo:

—Hummmm, me parece muy bien.

El tono de su voz, nada crítico, me ayudó a no ponerme a la defensiva. Esa noche lo pasamos de maravillas. Si cuento esta anécdota es para hacer notar que yo mismo, pese a enseñar al público lo que era una gran relación sexual, podía olvidar la básica necesidad de emplear más tiempo para ella.

Cuando el hombre no pone todo el tiempo que la mujer necesita, una de las técnicas para hacerle aminorar el paso es hacer un comentario breve y bien elegido, como estos:

"¡Oh, qué agradable es esto! Hagámoslo bien lento."

"Asegurémonos de tener tiempo de sobra."

"Esta noche quiero que tardemos mucho."

Este tipo de comentarios es informativo, pero no suena a corrección ni a dominación.

QUÉ HACE DEL SEXO ALGO MEMORABLE

En mis primeros seminarios, al escuchar los relatos que hombres y mujeres hacían de encuentros sexuales memorables, comencé a distinguir un tema común. Los hombres contaban cómo les había respondido alguna mujer; estaban orgullosos de haberla enloquecido, llevándola a mayores estados de éxtasis. Las mujeres, por el contrario, describían lo que él les había hecho sentir; para ellas, la acumulación era más importante que el resultado final; describían con orgullo lo que su compañero hacía para darles satisfacción. Esta diferencia es muy significativa.

En resumidas cuentas, lo que hace del sexo algo satisfactorio e inolvidable para el hombre es la satisfacción de la mujer. Cuando la deja contenta es cuando se siente más contento.

**Lo que hace del sexo algo satisfactorio
e inolvidable para el hombre es la
satisfacción de la mujer.**

Lo que hace del sexo algo satisfactorio e inolvidable para la mujer es eso mismo: su propia satisfacción. Quiere que él quede contento, por cierto, pero el contento de su compañero no es causa primordial de su propio placer. No le brinda el estímulo físico que necesita para el orgasmo. Las mujeres no suelen decir cosas como ésta: "El acto sexual fue realmente espléndido porque él tuvo un orgasmo formidable". Para ella, el sexo es espléndido cuando el hombre logra satisfacerla.

Para que el sexo sea inolvidable para ambos, es preciso que la mujer quede satisfecha. Nunca he oído esta queja en un hombre: "Ella lo pasó de maravillas, pero yo no. Ella sólo se ocupó de su propio placer. Se dio el gusto y se fue".

CUANDO EL GOCE DE ELLA SE CONVIERTE EN EL GOCE DE ÉL

Cuanto mayor sea el vínculo emocional entre un hombre y una mujer, en mayor grado el goce de ella se convierte en el goce de él. Al penetrar físicamente en el cuerpo femenino, él penetra también emocionalmente y puede experimentar la satisfacción de su compañera como si fuera suya.

Si la mujer lo ha pasado de maravillas, el hombre tiende a atribuirse el mérito, cosa que lo excita aún más. Es la satisfacción de ella lo que le garantiza placer. Como ya hemos visto, el gozo que el hombre obtenga del sexo se determina o se mide por el máximo contento de su compañera. Si ella no llega al orgasmo, él interpreta erróneamente que no quedó satisfecha. Para superar esta tendencia, él debe entender que la mujer puede quedar igualmente satisfecha sin llegar siempre al orgasmo.

Para ambos es un gran alivio que él comprenda finalmente esta diferencia. Entonces él dejará de medir su éxito sexual por el hecho de que ella haya alcanzado el orgasmo y ella no se sentirá obligada a tenerlo cuando su cuerpo no responda de ese modo. En cambio, él puede medir su éxito por la satisfacción de su compañera y ella, relajarse y disfrutar sin presiones. Los hombres deben recordar que las mujeres son como la Luna y, a veces, pueden quedar satisfechas sin necesidad de orgasmo.

Las mujeres que me han consultado expresaron esta verdad de diferentes maneras:

"No siempre necesito un orgasmo. Que no lo tenga no significa que algo ande mal."

"A veces me basta que me abrace para quedar contenta. Si él llega al orgasmo, me alegro, pero yo no lo necesito. No está allí, simplemente. Otras veces sí que lo necesito."

"A veces me gusta llegar al orgasmo, pero otras veces lo que más me gusta es que él me acaricie y me abrace."

"Algunas veces el sexo se reduce demasiado a buscar el orgasmo. Entonces descubro que me estoy esforzando por tenerlo y se me acaba la diversión. Me gustaría que a él no le importara si yo no termino. Para mí no importa."

Cuando el hombre no entiende que las mujeres son como la Luna, no sólo se siente muy frustrado, sino que presiona a su compañera, obligándola a fingir.

POR QUÉ SE SORPRENDEN LAS MUJERES

En mis disertaciones, cuando menciono que los hombres quieren dejar satisfecha a la mujer, es obvio que eso sorprende a la mayoría de ellas. Reaccionan pensando: "Si tanto le interesa mi satisfacción, ¿por qué tiene tanta prisa por descargar sus propias pasiones?" Si conocemos nuestras diferencias es fácil responder a esta pregunta.

Los hombres quieren que la mujer quede satisfecha, pero suponen, equivocadamente, que pueden contentarla con lo mismo que los contenta a ellos. Puesto que a él lo excita y satisface verla gozar, supone que ella será igualmente feliz viéndolo gozar a él. El instinto no le indica que ella necesita más tiempo; no conoce tampoco las otras cosas que la mujer necesita para gozar a lo grande del sexo.

Como he mencionado repetidas veces, la satisfacción sexual de la mujer es mucho más compleja que la del hombre. Ella requiere una mano hábil, montones de tiempo y una actitud amorosa. El hombre, una vez excitado, suele llegar al orgasmo sin más ni más.

Su problema, que analizaremos más adelante, es llegar al orgasmo antes de tiempo. Desde su punto de vista, ella tarda demasiado. Desde el punto de vista de su compañera, él és demasiado rápido. Esta dificultad se soluciona fácilmente si el hombre aprende a prolongar la experiencia sexual para satisfacer las necesidades básicas de su compañera. Una vez que ella quede contenta, en otras ocasiones podrá mostrarse más comprensiva si él no quiere dedicarle tanto tiempo.

En realidad, hombres y mujeres son muy compatibles. Cuando ella es como la Luna llena y necesita su orgasmo, él puede disfrutar llevándola a grandes alturas de placer y satisfacción. Cuando ella está en Luna menguante o nueva, puede darle los mimos que necesita y, por su parte, disfrutar libremente del sexo sin tener que contenerse. En este último caso le bastarán unos pocos minutos para llegar al orgasmo, puesto que está biológicamente preparado para eso.

A veces ambos pueden tomarse un largo rato para que ella alcance el orgasmo; en otras ocasiones, si ella no está de humor para tanto, él puede disfrutar la irrestricta libertad de buscar sólo su propio orgasmo. En esas portunidades es como un corredor de distancias cortas lanzado hacia la meta. De lo contrario es como un corredor de distancias largas, que debe medir su paso para resistir todo el tiempo necesario.

CUANDO LA MUJER NO QUIERE ORGASMO

A veces, al iniciar el acto sexual, ella no sabe si su cuerpo quiere o no el orgasmo. Ignora si está en su fase de Luna llena o de cuarto menguante. Quizá se sienta románticamente cortejada por su compañero y quiera hacer el amor, pero al avanzar en el acto sexual puede descubrir que su cuerpo no tiene ganas de orgasmo.

Puede ser muy frustrante para ambos que él dedique mucho tiempo a llevarla hasta la culminación y ella lo intente sin que su cuerpo responda. Él tiene la sensación de que algo falla, por culpa suya o de la mujer. Ella misma puede pensar que le ocurre algo malo, si no conoce sus fases de Luna. Entonces tratará de fingir una respuesta que no es real. Eso puede reducir en ambos la confianza sexual, dejando un recuerdo perturbador que les minimice la voluntad de copular.

Estas viejas frustraciones desaparecen en cuanto ambos comprenden el ciclo sexual femenino. Cuando los dos sienten una mayor confianza, los jugos sexuales fluyen libremente. Una y otra vez, las mujeres me dicen que, con sólo enterarse de que son como la Luna, se sienten en libertad de llegar al orgasmo. La mujer que ha experimentado dificultades para abrirse al sexo comienza a hacerlo en cuanto deja de sentirse presionada para llegar al orgasmo. Esa liberación la lleva al punto en que las respuestas surgen con más naturalidad. Si en determinado día no debe tratar de llegar al orgasmo, queda en libertad para lograrlo en cualquier otro momento.

> **La mujer que ha experimentado dificultades para abrirse al sexo comienza a hacerlo en cuanto deja de sentirse presionada para llegar al orgasmo.**

Durante el acto sexual, si la mujer comienza a notar que no llegará al orgasmo, en vez de seguir intentándolo puede decir: "Hagámoslo breve". Esa pequeña frase puede cambiar muchísimo las cosas. Su compañero no tendrá problemas en abandonar inmediatamente el intento de llevarla a la culminación para buscar en cambio su propio orgasmo.

El hecho de que ella "no termine" sólo es difícil si su compañero no llega a comprender que no ha fracasado. Si ella le dice: "Hagámoslo breve", una parte de él se siente liberada. Eso le recuerda que ninguno de los dos tiene la culpa: simplemente, para ella no es hora de orgasmos. Entonces puede contentarla satisfactoriamente con simples muestras de afecto mientras busca su propio alivio.

Así como el hombre debe emplear mucho tiempo para que la mujer quede sexualmente satisfecha, a veces necesita que ella no tarde mucho. En el capítulo siguiente analizaremos el gozo de los "breves" para los hombres, sin que las mujeres dejen de recibir lo que necesitan.

Capítulo 6

El gozo de los "rapiditos"

Muchos libros mencionan que la mujer necesita tiempo para gozar de una experiencia placentera, pero ninguno parece mencionar la legítima necesidad masculina de *no emplear* mucho tiempo.

Aunque los hombres, en su mayoría, gustan de complacer a sus compañeras, a veces alguno puede tener deseos de suprimir todo el juego previo para "ir al grano". Algo en él, muy en el fondo, quiere desatarse y dejarse ir sin restricciones, sin pensar en demorarse o en lo que haga feliz a su pareja. No se trata de que no quiera hacerle feliz, sino de que no desea contenerse.

A fin de tener paciencia y dedicar regularmente al sexo el tiempo que la mujer requiere, el hombre necesita disfrutar ocasionalmente de un "rapidito". Cuando puede, de vez en cuando, dejarse llevar por el instinto para satisfacer su necesidad de "ir al grano" , sin juegos previos, le será más fácil tomarse en otras ocasiones el tiempo que ella necesita. Así como un automóvil necesita, ocasionalmente, levantar velocidad en las autopistas, a fin de limpiar el carburador, una parte del nombre necesita alcanzar su expresión sexual sin aminorar el paso.

**Para ser paciente y dedicar regularmente al sexo
el tiempo que la mujer requiere, el hombre
necesita disfrutar ocasionalmente de un "rapidito".**

Pero sentir esta necesidad interior y darle satisfacción son
dos cosas muy diferentes. Por ejemplo, James y Lucy tenían
sus encuentros rapiditos, pero él siempre se sentía algo culpable, pues era obvio que ella no recibía lo que necesitaba.

James consideraba que disfrutar del sexo sin juego previo
era egoísta de su parte, que no se estaba portando como buen
amante. En un intento de solucionar este problema, esperaba
casi hasta la hora de salir hacia el trabajo para iniciar la relación sexual, diciendo: "Bueno, tengo sólo unos minutos, porque debo salir a trabajar. Hagamos el amor antes de que me
vaya". Ella se mostraba muy dispuesta a colaborar y entonces
él experimentaba el gozo de un "rapidito" libre de culpas.

Después de un tiempo ya no le pareció correcto. No quería llegar tarde al trabajo sólo para disfrutar de un rapidito
ocasional. Para resolver este problema de una manera más efectiva, sugerí que ambos entraran en negociaciones.

RAPIDITOS POR MIMOS

James dijo a Lucy:

—A veces me gustaría practicar el sexo sin tanto juego
previo. Sé que así no recibes lo que deseas, pero a mí me sen-
taría bien.

Yo pregunté a Lucy:

—¿Qué podría hacer James para darte apoyo, de modo
que no te molestara permitirle esos rapiditos?

—No sé —respondió ella—. Creo que tengo muchas dudas. Temo que, si accedo a los "rapiditos", todo acabará redu-
cido a eso.

—Eso es lógico —reconoció él—. ¿Y si yo te prometo que seguiremos haciendo el amor largamente tantas veces como ahora?

—Está bien —dijo Lucy—. ¿Y no podríamos hacerlo de una manera especial, con alguna escapada romántica, cuanto menos una vez al mes?

James estuvo de acuerdo. A cambio de un "rapidito" ocasional, un "bocadillo sexual", practicarían el sexo con tiempo, "saludable cocina casera", una o dos veces por semana; además, una vez al mes planearían un "sexo para gourmets", sin interrupciones. Pregunté a Lucy:

—¿Hay algo más que necesites de James para permitirle esos rapiditos sin problemas?

—Todo esto me parece espléndido —dijo ella—. Pero la idea del sexo a las disparadas no acaba de gustarme. —Se volvió hacia James. —Cuando tenemos uno rapidito todo acaba en tres o cuatro minutos. Cuando tú terminas, yo apenas estoy comenzando. Y tengo la sensación de que tú esperas que te responda como si estuviera completamente excitada. En tan poco tiempo no puedo.

—No importa —aseguró James—. Acepto eso. Si estás de acuerdo en practicar algún rapidito ocasional, prometo no esperar que me respondas. Será como si me hicieras un regalo: no pretendo que tú saques nada de eso. ¡Puedes quedarte más fría que un pescado!

Ella se echó a reír y agregó:

—Bueno, pero hay algo más. —En ese momento Lucy cayó en la cuenta de que tenía un gran poder para negociar. Ya tenía la Luna, quería también las estrellas y James estaba dispuesto a darle todo con mucho gusto. —Si tú quieres rapiditos de vez en cuando, yo quiero mimos. Quiero saber que estás dispuesto a tenerme abrazada por unos cuantos minutos sin excitarte y pedir sexo.

—No hay problema —dijo él—. Cuando quieras mimos, dímelo y los tendrás. Sabré contenerme para ser sólo afectuoso. —Hizo una pausa. —¿Eso es todo?

Y ella respondió:

—Creo que sí.

LAS CUATRO CONDICIONES

El trato me pareció excelente, igual que a James y a Lucy. Para garantizar que esos "rapiditos" estuvieran libres de culpa, les sugerí que resumieran el acuerdo.

James dijo a Lucy:

—Entonces: estás dispuesta a que comamos "bocadillos sexuales" dadas estas cuatro condiciones: comida sexual casera regularmente, sexo para gourmets una vez al mes, nada de expectativas durante los rapiditos y mimos regulares.

—Estoy de acuerdo —dijo ella—. Pero si estoy demasiado cansada o molesta por el período o por lo que sea, no quiero sentirme obligada a decir que sí.

James accedió de buena gana.

En la siguiente sesión, James reveló que, en los rapiditos, Lucy se quedaba realmente como un pescado, pero que a él no le importaba en absoluto.

CÓMO AUMENTAR LA ATRACCIÓN SEXUAL

Este nuevo acuerdo mejoró notablemente la vida sexual de James y Lucy, en una forma que ellos no habían imaginado. Para James, el atractivo sexual de Lucy empezó a aumentar dramáticamente. Él lo describió de este modo:

—Por primera vez en mi historia sexual me sentí completamente libre. De pronto estaba en libertad de saltear el juego previo para ir directamente al acto sexual. Por primera vez no me importaba actuar bien ni complacerla: era estrictamente para mí y no sentía remordimientos por dejar insatisfecha a Lucy. Los dos nos sentimos bien al hacerlo, porque sabemos que ella recibirá lo suyo en otro momento".

Para James, como para la mayoría de los hombres, la libertad de gozar de un rapidito libre de culpa es tan liberadora como la de entrar a un negocio sabiendo que uno puede comprar lo que se le antoje; es como poder acelerar el auto sin límites de velocidad o como andar en motocicleta sin necesidad de ponerse el casco. Decididamente, se trata de un sentimiento muy adolescente, pero da vida nueva al hombre y a la relación. Después de todo, es en la adolescencia cuando el hombre está en la cima de la sexualidad. No es de extrañar que ese descubrimiento de libertad sexual recargue mucho su vida sexual. Por añadidura, una vez hecho ese trato James nunca dudó en proponer sexo, porque no había posibilidades de que ella lo rechazara. En general, si él lo proponía y Lucy no estaba de humor, en vez de hacerlo sentir rechazado con una negativa, se limitaba a aceptar un rapidito.

Lo interesante es que, tras algunos años de practicar los actos rapiditos sin sentirse culpable, éstos dejaron de ser tan importantes. Cuando James propone hacer el amor y ella no tiene ánimos, él prefiere esperar a que ella esté de humor en vez de optar por un rapidito.

Como sabe que siempre puede gozar de sus rapiditos, pues ella está dispuesta a concedérselos, si Lucy no está de humor para el sexo más demorado él no se siente rechazado en absoluto. Para el hombre es esencial saber que no será rechazado si ha de seguir apasionadamente atraído por su compañera. Una vez acordado esto y terminada la sensación de rechazo, para el hombre continúa siendo una gran sensación poder dejarse ir de vez en cuando, sin tener que aplicar los frenos.

CÓMO PROPONER SEXO SIN PELIGRO AUNQUE ELLA NO ESTÉ DE HUMOR

Al lograr que el sexo rapidito esté libre de culpa, la mujer permite que su compañero se sienta en libertad de proponerle hacer el amor. He aquí algunas frases comunes para iniciar el sexo y las respuestas que la mujer puede dar en vez de un simple "no".

1. Él dice: "Me excitas mucho. Hagamos el amor".

   Ella dice: "No estoy de ánimo para eso, pero podemos hacer uno rapidito".

2. Él dice: "Te extrañaba. Busquemos un poco de tiempo para el sexo".

   Ella dice: "Hum, buena idea. En este momento no tengo mucho tiempo, pero podríamos hacer uno rapidito.

3. Él dice: "Tengo un rato libre. ¿No quieres sexo?"

   Ella dice: "Podríamos hacer uno rapidito ahora y reservar mañana más tiempo para el sexo."

4. Él dice: "¿Te gustaría que subiéramos a pasar un rato íntimo?

   Ella dice: "Podríamos hacer uno rapidito para relajarme y después, conversar".

5. Él dice: "Reservemos hoy un rato para hacer el amor".

   Ella dice: "Bueno, no estoy de humor para juegos previos, pero me gustaría uno rapidito. A veces me gusta sentirte dentro de mí aunque no llegue al orgasmo".

6. Él dice: "Me siento muy excitado. Me encantaría acostarme".

   Ella dice: "A mí también, pero no tenemos mucho tiempo. ¿Por qué no hacemos uno rapidito?"

7. Él dice: "Esta noche quiero que hagamos el amor".	Ella dice: "Me duele mucho la cabeza. Tal vez mañana. Ahora, si quieres, puedo hacértelo con la mano".
8. Él no dice nada, pero se le acerca en la cama y la acaricia.	Ella susurra: "Hum, eso me gusta. Por hoy no te preocupes por mí y hazlo rapidito".
9. Están practicando el sexo; cuando él le toca el clítoris, ella comprende que no llegará al orgasmo.	Ella le lleva la mano hacia arriba y dice: "Hazlo sin más, que quiero sentirte dentro de mí. Me encanta que disfrutes". Esto significa: "No necesitas darme placer. Puedes hacerlo rápido, porque hoy mi cuerpo no está de humor para orgasmos".
10. Él está dedicando mucho tiempo al juego previo, pero ella no está de ánimo para el sexo y sólo quiere intimidad mientras él disfruta.	Ella puede tomar el pene erecto y ponerlo en su vagina, diciendo: "Esta noche hagamos uno rapidito".

Agregar cópulas breves a la vida sexual de la pareja proporciona a ambos un inesperado alivio. Mientras el hombre no experimente la libertad de no temer jamás un posible rechazo, no sabrá hasta qué punto lo ha estado afectando y obligando a reprimir sus pasiones. Utilizar estas nuevas técnicas de comunicación libera también a la mujer de verse obligada a cumplir o a fingir el orgasmo en los momentos en que no está de humor para eso.

POR QUÉ LOS HOMBRES DEJAN DE BUSCAR SEXO

Cada vez que un hombre sufre un rechazo al buscar sexo queda un poco más dolido y con el ego más dañado. Después de quemarse una y otra vez, acaba por dudar en buscar la relación y hasta es posible que comience a perder contacto con su deseo sexual. Quizás empiece a desear a otras mujeres que aún no lo hayan rechazado o, simplemente, deje de sentirse atraído por su esposa. Si pierde interés por el sexo lo atribuye a la edad.

> Cuando el hombre se siente repetidamente rechazado en sus avances sexuales, comienza a perder contacto con su deseo sexual. Quizás empiece a desear a otras mujeres que aún no lo hayan rechazado o, simplemente, pierda el interés.

En los comienzos de una relación, las parejas suelen aprovechar casi cualquier oportunidad para hacer el amor. Más adelante, cuando los problemas prácticos del trabajo y el hogar vuelven a centrarse, es natural que el sexo disminuya. Y cuando llegan los hijos se hace necesario reservar tiempo o esperar a que haya un momento disponible.

Cuando el hombre trata de iniciar el sexo diciendo: "Hagamos el amor", es muy común que la mujer, sin darse cuenta, responda con uno de los siguientes mensajes de rechazo:

"Ahora no puedo. Tengo que preparar la cena."

"En este momento no. Estoy por hacer unos llamados."

"Imposible. Debo ir a hacer las compras."

"No tengo tiempo."

"¿Con todo lo que tengo por hacer?"

"Ahora no estoy de humor."

"No es buen momento, de veras."

"Me duele la cabeza."

"En este momento no puedo pensar en el sexo."

"Estoy menstruando y tengo calambres."

Cada vez que ocurre esto, el hombre tratará de ser comprensivo, pero en un plano emocional más primario le costará cada vez más no sentirse rechazado; con el tiempo es posible que deje de buscarla. Aunque todavía la desee, después de quemarse tantas veces preferirá contenerse y aguardar de ella alguna señal de que está dispuesta.

Posiblemente pierda mucho tiempo tratando de adivinar cuándo su compañera está abierta al sexo, preguntándose: "¿Será buen momento para proponérselo?" Aunque no tenga conciencia de ello, cada vez que está de ánimo para el sexo y se reprime, acaba sintiéndose más rechazado.

No todo es lo que parece

Jake y Annie llevaban siete años de matrimonio. Después de cumplir los tres comenzaron a tener problemas conyugales y buscaron ayuda profesional. Habían comenzado con una apasionada atracción mutua, pero con el tiempo esa pasión desapareció. En la consulta, Annie dijo a Jake:

—Siento que ya no hagamos tanto el amor. ¿Es por culpa mía? ¿Estás enojado conmigo?

Él pareció sorprendido.

—Me parece que yo siempre quiero hacer el amor y tú no. Muchas veces querría sexo, pero no digo nada porque sé que no estás de ánimo.

—¿Cómo puedes saber si estoy o no de ánimo, si no preguntas? —inquirió ella.

—No sé. Me has rechazado tantas veces...

—Eso no es justo —protestó ella—. A veces, aunque no esté de humor, si tú lo mencionas puedo descubrir que sí lo estoy, porque eso me ayuda a avanzar en esa dirección. Me gusta mucho que me invites al sexo.

Cuando Jake y Annie aprendieron a manejar los rapiditos libres de culpa, sus relaciones volvieron a ser apasionadas.

POR QUÉ LOS HOMBRES SE SIENTEN RECHAZADOS

Cuando Annie y Jake hablaban del rechazo sexual, a ella le costaba entender que él se sintiera tan rechazado si no la encontraba dispuesta. Le parecía que, puesto que en verdad le encantaba hacer el amor con él, no debía sentirse rechazado.

En un plano intelectual Jake estaba de acuerdo, pero en lo emocional las cosas eran muy distintas. Existe una variedad de motivos por los que el rechazo sexual es una de las zonas más sensibles y vulnerables para el hombre.

Por biología y por hormonas, los hombres están mucho más impulsados al sexo que las mujeres. Es natural que estén casi siempre pensando en eso. Y como el hombre lo desea tanto, la mayoría de las veces se siente rechazado si no lo obtiene.

**Como el hombre desea tanto el sexo, la
mayoría de las veces se siente rechazado
si no lo obtiene.**

Como ya hemos visto, es por medio de la excitación sexual que el hombre siente más. Cuando se excita, su corazón empieza a abrirse. Y cuando el hombre excitado está por hacer una proposición sexual, se encuentra en su estado más vulnerable. Es entonces cuando puede sentir más profundamente el dolor del rechazo. Si ya se siente dolorido y rechazado por su compañera, la excitación hará que vuelva a sentir ese dolor. Puede que, al sentirse excitado, empiece a enojarse sin saber siquiera por qué.

Si el hombre ya se siente dolorido y rechazado por su compañera, la excitación hará que vuelva a sentir ese dolor. Puede que, al sentirse excitado, empiece a enojarse sin saber siquiera por qué.

Cuando el hombre no sabe cómo evitar la sensación del rechazo, ésta no hace sino aumentar su frustración y su dolor. Como resultado deja de sentirse atraído por su compañera. Si no sabe cómo resolver este problema, inconscientemente cesa de excitarse ante su pareja para evitar la sensación de rechazo. Esta pérdida de atracción no es voluntaria, sino una reacción automática.

En algunos casos, lo que hace es dirigir su deseo sexual hacia otro punto: una mujer de fantasía que no lo rechace, una mujer real que no le interese. Si la mujer no le interesa, no se arriesga a un rechazo doloroso. Esto explica que un hombre pueda sentirse excitado por una desconocida, pero no atraído por la mujer que más ama.

A LAS MUJERES LES ENCANTA EL SEXO

A las mujeres les encanta el sexo, pero para sentir su deseo tienen más requisitos que los hombres. Esto es algo que los hombres no entienden con facilidad, porque durante toda su vida reciben mensajes de que a las mujeres no les gusta el sexo. Para mantener por muchos años la pasión y el deseo en una relación, el hombre necesita mensajes claros de que ella adora hacer el amor con él.

> **Para mantener por muchos años la pasión**
> **y el deseo en una relación, el hombre**
> **necesita mensajes claros de que ella**
> **adora hacer el amor con él.**

Como regla general, los hombres llegan al punto máximo de interés sexual a los diecisiete o dieciocho años. La mujer llega a la cima entre los treinta y seis y los treinta y ocho años. Esto es similar al patrón que hombres y mujeres experimentan durante el sexo. El hombre se excita rápidamente con muy poco juego previo (basta la oportunidad de practicar el sexo), mientras que la mujer requiere más tiempo. Naturalmente, él recibe la impresión de que a las mujeres no les gusta el sexo tanto como a él.

También la actitud de su madre frente al sexo puede influir sobre él. Si en la adolescencia temía que su madre descubriera su creciente interés por el sexo y las chicas, puede haber recibido el mensaje de que el deseo sexual no era algo permitido. Más adelante, cuando esté con una mujer por la que se interese, esas impresiones subconscientes pueden comenzar a emerger como vocecitas o vagas sensaciones que dicen: "No puedo ser sexual con ella si no quiero que me rechace".

Estas experiencias pasadas pueden no ser causa directa de que un hombre pierda el interés, pero ciertamente lo hacen más propenso a sentirse rechazado cuando ella parece no interesarse por el sexo. Cuando ella no está de humor, el subconsciente de ese hombre empieza a pensar: "Ya lo sabía: ella no quiere sexo".

Una manera de contrarrestar esta tendencia es que la mujer le transmita sutilmente repetidos mensajes de que le gusta el sexo. El más potente de los mensajes de apoyo que puede emitir es aceptar ocasionalmente una cópula breve. Otro poderoso mensaje positivo es apoyarlo mucho cada vez que él haga una proposición sexual.

La aceptación de cópulas rapiditas

ocasionales por parte de la mujer

y un mensaje positivo cada vez que

su pareja hace una proposición sexual

aseguran una pasión duradera.

POR QUÉ LOS HOMBRES SE SIENTEN INNECESARIAMENTE RECHAZADOS

Muchas veces la mujer está potencialmente de humor para el sexo, pero el hombre no lo sabe. Así acaba por sentirse rechazado cuando, en realidad, ella desea hacer el amor.

A veces el hombre le hace alguna de las preguntas siguientes:

"¿Te gustaría hacer el amor?"

"¿Quieres hacer el amor?"

"¿Estás de ánimo para sexo?"

Ante cualquiera de esas invitaciones, si ella responde: "No sé", "No estoy segura" o "Podría ser", él interpretará erróneamente que lo ha rechazado. Cree que es una manera cortés de decir no, cuando en realidad ella está diciendo que no lo sabe. A los hombres les cuesta entenderlo, porque son como el Sol y no como la Luna. Cuando a él se le pregunta si quiere sexo, su respuesta es siempre definida: el Sol está o no está. Generalmente, si quiere sexo él lo sabe con certeza.

Cuando una mujer no está segura de querer sexo, eso significa que necesita algo más de tiempo, atención y diálogo para descubrirlo. Si tiene conciencia de esto, su compañero puede superar fácilmente la tendencia a sentirse inmediatamente rechazado y abandonar la empresa.

Cuando la compañera no está segura de su deseo sexual, el hombre no debería renunciar, sino preguntarle: "¿Hay una parte de ti que quiera hacer el amor conmigo?"

Casi siempre ella dirá que sí. A veces él puede sorprenderse de la prontitud con que ella responderá: "Sin duda; en el fondo siempre quiero hacer el amor contigo". Eso será música para sus oídos.

Sin embargo, puede que ella pase a enumerar todos los motivos por los que no quiere sexo. Quizá le diga: "No sé si tenemos tiempo. Todavía me falta poner la ropa a lavar y hacer algunos mandados". O también: "No sé si estoy de ánimo. En este momento tengo tantas cosas en la cabeza... Me parece que debería terminar antes con este proyecto".

Mientras ella sigue hablando, su compañero debería recordar que no lo está rechazando. Simplemente necesita hablar, ordenar verbalmente las cosas y ver si encuentra el deseo. Muchas veces, después de expresar varios motivos por los que no está de humor, acabará por dar un giro completo, diciendo: "Hagámoslo".

Si el hombre no entiende que las mujeres son diferentes, puede perder fácilmente la excitación mientras ella enumera las razones por las que no sabe si quiere sexo. Pero mientras oiga que una parte de ella siempre desea hacer el amor, le resultará mucho más fácil saber qué partes de ella no quieren. Aun si ella termina por descubrir que no quiere, siempre le es posible decir: "Podríamos hacerlo rapidito, si quieres, y en algún otro momento dedicarle más tiempo".

Aun en el caso de que ella dijera: "No, no tengo ganas", él se sentiría menos rechazado, porque decididamente, en el fondo ella siempre quiere sexo.

Las mujeres también pueden aprovechar este conocimiento. Cuando su compañero quiere hacer el amor y ella no está segura, puede facilitarle las cosas para que la ayude a descubrir pacientemente qué le gustaría. Veamos un ejemplo:

Él dice: "¿Te gustaría hacer el amor?"

Ella responde: "En el fondo me encantaría, pero no estoy segura. Aún tengo que ir a la verdulería y hacer unos trámites. Y todavía..." etcétera.

Al hacerle saber primero que una parte de ella quiere sexo, permite que a él le resulte mucho más fácil escuchar y aceptar los otros motivos por los que puede no estar de humor para eso.

¿HABLAMOS DE SEXO O DE HACER EL AMOR?

El hombre también puede interpretar que su compañera no gusta del sexo si ella nunca emplea la palabra "sexo". Eric decía: "Recuerdo que, en una relación, mi compañera se negaba a llamar "sexo" al sexo. Para ella era "hacer el amor". Y si yo decía que deseaba sexo, ella respondía que no y se mostraba crítica. Ni siquiera me permitía usar el término. Para mí era comprensible que le gustara la frase "hacer el amor", pero sentía que ella me estaba avergonzando. Mi corazón y mi mente querían hacer el amor, por supuesto, pero mi cuerpo quería sexo. Acabé por perder el interés en hacerlo con ella. Y al fin rompimos". Esta pequeña diferencia semántica acabó por crear grandes problemas.

Cuando Eric entabló relaciones con Trish, notó que ella usaba con frecuencia el término "hacer el amor" en vez de "sexo". Como ya tenía experiencia en el asunto, decidió aclarar las cosas desde el principio.

Dijo a Trish que, en realidad, le gustaba llamar sexo al sexo. Y también dijo comprender que ella prefiriera hablar de "hacer el amor". Acordaron que ella no tendría problemas en oírle utilizar la palabra "sexo", siempre y cuando al gozar del sexo hicieran siempre el amor, en el sentido de que el sexo sería siempre amoroso.

De vez en cuando Trish hablaba de hacer el amor sin que Eric lo objetara, pero para él resultaba muy reafirmativo que también lo denominara sexo. Desde que hicieron ese trato, cuando él menciona la palabra "sexo" tiene la certeza de que Trish está completamente de acuerdo.

Decía Eric: "Si tuviera que decir 'hacer el amor' en vez de 'sexo', tendría la sensación de estar tratando de engañarla, de estar disimulando que quiero sexo". Bastó esta pequeña diferencia en la manera de referirse a la cópula para que su relación sexual mejorara.

CÓDIGOS PARA EL SEXO

Para algunas parejas, la palabra "sexo" tiene ciertas connotaciones negativas o penosas. En estos casos se pueden crear códigos secretos. Aunque hablar de sexo no te resulte incómodo, puedes hacerlo por simple diversión.

En una entrevista una pareja me reveló su código secreto. Para ellos, "navegar" significa sexo. Cuando el esposo quiere hacer el amor dice, por ejemplo: "El día está hermoso. ¿Quieres salir a navegar?"

Si es ella la que inicia el sexo, dice: "Tenemos muy buen tiempo. Tal vez pudiéramos..." Y él concluye: "¿Ir a navegar?" Los dos sonríen y están listos para pasarlo magníficamente.

Si tu código es "navegar", para designar un largo acto sexual para gourmets podrías decir: "¿Qué te parece si salimos en un largo crucero?"

Cuando él propone sexo y ella no está de humor, para sugerirle uno rapidito podría responder: "Usemos la lancha de carrera". Hay que ser creativos y buscar claves divertidas para compartir entre los dos.

EL SEXO Y LOS MEDIOS

Los medios periodísticos son en gran parte los causantes de que los hombres sean tan sensibles al rechazo. El hombre moderno tiende a sentirse sexualmente rechazado porque, día a día, se ve bombardeado por una publicidad basada en tentadoras mujeres sexuales, que dicen con el cuerpo: "Sí, te deseo. Aquí me tienes. Me muero por ti. Soy tuya. Quiero sexo y más sexo. Ven por mí".

Si bien este mensaje resulta muy excitante para el hombre, cuando se enreda en ese mundo de fantasía o cuando, estando en el mundo real, piensa en esas fantasías, siente que es el único que no está gozando de un sexo ardoroso y apasionado. Aun cuando tenga pareja, puede pensar que algo anda mal si su compañera no está de humor para el sexo. Al otro lado del tubo catódico, la hierba parece decididamente más verde.

Los nombres no comprenden que la mujer, en realidad, quiere sexo, pero para sentir sus deseos necesita a veces el apoyo emocional de su compañero. Cuando ella no quiere sexo tanto como él, el hombre empieza a sentir que para obtenerlo tiene que hacer malabares. Entonces se siente en desventaja porque ella no lo desea en la misma medida.

Sin embargo, a ella le encanta el sexo, sólo que necesita sentirse amada y cortejada para que sus necesidades sexuales cobren la misma potencia. A veces, para despertarle el deseo sexual puede haber recursos tan simples como llevarle flores o lavar los platos. (¡Nada de risas, hombres, que en mis seminarios las mujeres siemple aplauden al oír esto!)

Los hombres no comprenden que la mujer, en realidad, quiere sexo, pero para sentir sus deseos necesita a veces el apoyo emocional de su compañero.

La ironía de los tiempos modernos es que, si bien el sexo abunda por doquier en los medios de difusión, cada vez son más las mujeres a las que oigo quejarse de que sus esposos no muestran interés sexual. Cuanto más sexo ven ellos en los medios, más rechazados se sienten en casa y menos atracción sienten por sus compañeras. Si se sienten menos atraídos, no es porque su compañera no pueda compararse con los cuerpos perfeccionados a siliconas que ve por televisión o en las revistas, sino porque se siente sexualmente rechazado y frustrado.

Es de importancia vital que las mujeres comprendan esto: no es primordialmente el cuerpo de esas modelos lo que atrae a los hombres, sino el mensaje de que ellas están decididamente disponibles para el sexo. La mujer que quiere seguir atrayendo a un hombre no necesita competir con esas mujeres de fantasía, esforzándose por tener un cuerpo perfecto. En cambio debe hacer lo posible por transmitir mensajes sexuales positivos, carentes de rechazo.

La mujer que quiere seguir atrayendo a un hombre no necesita competir con esas mujeres de fantasía, esforzándose por tener un cuerpo perfecto. En cambio debe hacer lo posible por transmitir mensajes sexuales positivos, carentes de rechazo.

POR QUÉ LOS HOMBRES SE SIENTEN EN DESVENTAJA

Si no conoce las diferencias entre las necesidades sexuales femeninas y masculinas, el hombre puede sentirse en desventaja. Quiere sexo, pero cree necesario persuadir a la mujer para que también lo desee.

Ignora que ella tiene una desventaja similar. Las mujeres ansían intimidad y una buena comunicación, pero los hombres no parecen muy interesados. Para comprender mejor la sensibilidad sexual masculina, las mujeres pueden compararla con su propia susceptibilidad con respecto a sentimientos, comunicación e intimidad.

97

> Para comprender mejor la sensibilidad sexual
> masculina, las mujeres pueden compararla con
> su propia susceptibilidad con respecto a
> sentimientos, comunicación e intimidad.

Es horrible sentirse rechazada cuando se busca conversación e intimidad. Las mujeres comprenden fácilmente esa sensibilidad. Si no conoce las diferencias entre hombres y mujeres, si no domina técnicas avanzadas para crear una mejor comunicación, el hecho de que su compañero se recluya en una cueva emocional puede resultarle muy penoso. Después de un tiempo no sentirá siquiera la necesidad de compartir y ser franca con él.

Así como las mujeres pueden aplicar técnicas nuevas para sacar al compañero de la cueva (véase mi libro *What Your Mother Couldn't Tell You & Your Father Didn't Know*), el hombre puede aplicar técnicas para abrir a una mujer al sexo. Cuando conocemos nuestras diferencias, comprendemos que no se trata de convencer a nuestra pareja para que nos ame más o para hacer el amor según nuestras condiciones, sino de prestarles apoyo mediante técnicas avanzadas. Al amarlos efectivamente les permitimos darnos el amor que necesitamos.

Sin esas técnicas, al cabo de tres o cuatro años las parejas pierden automáticamente la fuerte atracción física que experimentaban en un principio. En el próximo capítulo analizaremos por qué las parejas de hoy practican menos el sexo.

Capítulo 7

Por qué hay menos sexo en la pareja

Hoy en día las parejas mantienen mucha menos actividad sexual de la que sugieren los medios. Es cierto que el mundo está lleno de hombres y mujeres hambrientos de sexo, pero a los pocos años de casarse hay otras cosas que adquieren mayor importancia; entonces descuidan el sexo.

El principal motivo de esta pérdida de interés es que los hombres se creen rechazados y las mujeres no se sienten cortejadas ni comprendidas dentro de la relación. La mujer no sabe intuitivamente lo susceptible que es el hombre cuando ella no está de ánimo para hacer el amor. El hombre no sabe por intuición lo mucho que ella necesita del romance y la buena comunicación para abrirse y entrar en clima.

**El principal motivo de esta pérdida de interés
es que los hombres se creen rechazados y las
mujeres no se sienten cortejadas ni comprendidas
dentro de la relación.**

Para que el hombre no se sienta rechazado, las parejas deben crear una comunicación libre, positiva y desenvuelta con respecto al sexo, especialmente en cuanto a la invitación. Cuando él recibe el mensaje repetido y convincente de que a su compañera le encanta hacer el amor con él, sus deseos sexuales pueden mantenerse saludables y fuertes.

Cuando él recibe el mensaje repetido y convincente de que a su compañera le encanta hacer el amor con él, sus deseos sexuales pueden mantenerse saludables y fuertes.

Cuando ella percibe que el hombre es hábil en cuestiones sexuales y que la apoya en la relación, su deseo sexual puede mantenerse fresco. Sin embargo, para la mujer son más importantes una buena comunicación y un apoyo afectuoso. Para el hombre, la buena relación es importante, por cierto, pero muchas veces la gran diferencia está en el éxito sexual que logre con ella.

Cuando ella percibe que el hombre es hábil en cuestiones sexuales y que la apoya en la relación, su deseo sexual puede mantenerse fresco.

INVITACIÓN AL SEXO VERSUS CONVERSACIÓN

Cuando el hombre tiene confianza en la actitud positiva de su compañera con respecto al sexo, generalmente continúa iniciando los avances sexuales. Si tiene la sensación de que se lo rechaza repetidas veces o de que siempre debe persuadirla de hacer el amor, al fin dejará de invitarla. Tarde o temprano se mostrará sexualmente pasivo y menos interesado.

Para que la pasión crezca en el hombre, éste necesita sentir que puede iniciar libremente los avances sexuales. Así como la mujer necesita la seguridad de que su compañero prestará atención a sus sentimientos de un modo positivo, sin rechazarla, el hombre necesita la seguridad de poder iniciar el sexo sin ser rechazado.

Cuando él no está de humor para conversaciones, debe decirlo con amabilidad. Puede decir: "Quiero comprender lo que piensas, pero necesito estar un rato a solas para que después podamos conversar". Cuando él se esfuerza por demostrar interés por los sentimientos de su compañera y vuelve después a buscar la conversación, ella se siente amada.

De modo similar, cuando la mujer no está de humor para el sexo, pero pone cuidado en hacerle saber que le encanta hacer el amor con él, su compañero se siente amado. Si ella no está de ánimo, él necesita saber que pronto la tendrá allí, muy dispuesta y feliz por gozar del sexo con él.

Con esta seguridad, la mujer automáticamente responde mejor a la sensibilidad masculina y se ve más motivada para buscar distintas maneras de facilitarle la invitación al acto sexual. Así como una buena comunicación abre a la mujer a los grandes gozos del sexo, la posibilidad de esos grandes gozos ayuda al hombre a ser más amoroso en la relación.

Así como una buena comunicación abre a la mujer a los grandes gozos del sexo, la posibilidad de esos grandes gozos ayuda al hombre a ser más amoroso en la relación.

CUANDO LA MUJER QUIERE MÁS SEXO

Cuando el hombre no inicia la relación sexual porque teme quemarse con un rechazo, debe esperar a que ella lo haga. Si se cree obligado a esperar siempre la invitación de su compañera, tarde o temprano pierde el deseo sin saber siquiera por qué.

Cuando esto ocurre el péndulo se va al otro extremo y pasa a desear el sexo menos que ella. Es muy común que entonces la mujer sienta algo de pánico.

Comienza a echar de menos el sexo y a querer más. Sin embargo, cuanto más lo desea, más parece que él ha dejado de desearla. La insatisfacción de la mujer transmite el mensaje de que él no la satisface, lo cual acaba rápidamente con cualquier deseo que aún sea capaz de sentir.

El sexo es un equilibrio muy delicado y los hombres son más vulnerables al desequilibrio que las mujeres. Si él quiere sexo con más frecuencia que la mujer y sabe seguir insistiendo con paciencia y respeto, gradualmente conquistará a su compañera, haciendo que ella también quiera, automáticamente, hacer el amor.

Cuando la mujer desea sexo con más frecuencia que él y se manifiesta desconforme, el hombre puede empezar a enfriarse. Comienza a sentirse obligado a hacerle el amor y a satisfacerla.

Las mujeres ya saben que la necesidad de actuar bien puede adormecer su propia excitación. En los hombres, el efecto de esa presión es diez veces mayor.

A diferencia de ellas, los hombres no pueden fingirse excitados. Si no tiene una buena erección resulta obvio que no está en vena. La mujer puede disimular fácilmente su falta de entusiasmo y fingir que todo está bien. El hombre no.

Esto hace que la presión sea mayor para él. Y esa mayor presión puede impedirle inmediatamente la excitación. Si se cree obligado a un buen rendimiento o a una buena erección, allí abajo no pasará absolutamente nada.

Como el hombre no puede fingir su excitación como la mujer, siente más la presión de lograr un buen desempeño.

Este es el punto en el que muchas parejas se dan por vencidas. La mujer percibe el bochorno de su pareja y se retira. No sabe qué hacer. Si menciona el asunto, él se siente criticado; si le hace insinuaciones sexuales, él se muestra cansado o no está de humor.

Por suerte es un problema para el que existen soluciones. Así como es posible proponer "uno rapidito" cuando ella no está de humor para el sexo, cuando es él quien no está de ánimo la mujer puede aplicar ciertas técnicas.

**Así como es posible proponer "uno rapidito"
cuando ella no está de humor para el sexo,
cuando es él quien no está de ánimo la mujer
puede aplicar ciertas técnicas.**

En las relaciones entre David y Sue hubo un momento en que ella empezó a tener muchos más deseos sexuales que él. Sue estaba de ánimo con frecuencia y David respondía con gusto a sus invitaciones. Durante varias semanas todo marchó espléndidamente. Hacían el amor varias veces por semana y, en ocasiones, dos veces al día. Pero con el tiempo David empezó a cansarse. Para él se trataba de una experiencia nueva: nunca había tenido la sensación de que una mujer lo deseara más que él a ella.

Al principio, por no saber cómo negarse, seguía adelante y lo hacía aun sin ganas. No era una buena solución; muy pronto empezó a sentirse presionado. El sexo ya no era divertido. Se convirtió en una especie de obligación, cosa que ya no le gustaba. Para quitarse esa sensación decidió que era preciso negarse.

Aún no tenía en claro cómo decir que no sin rechazar a Sue ni ofenderla. Un atardecer, al volver de la oficina, se sentó en el sofá a mirar el informativo. Ella se acurrucó a su lado y, a los pocos minutos, comenzó a acariciarle suavemente los muslos.

Tratando de no ser grosero, David le cubrió la mano con la suya para detener el movimiento, diciendo:

—Esta noche estoy muy cansado. Realmente quisiera ver el informativo. —Luego, para que su negativa no sonara a rechazo, agregó sin pensar: —¿Por qué no subes y comienzas? Yo iré dentro de un rato.

David siguió mirando televisión y poco a poco olvidó el diálogo. Cuarenta y cinco minutos después, cuando estaba a punto de quedarse dormido, oyó una vocecita que le decía, desde arriba:

—David, estoy lista.

Fue como un milagro. Súbitamente se sintió despierto desde la cintura hacia abajo.

—¡Ya subo! —anunció.

Cuando se metió en la cama, Sue ya estaba preparada para el orgasmo, porque había dedicado esos cuarenta y cinco minutos a excitarse cada vez más, imaginando que David le hacía el amor mientras ella se acariciaba. No fue de extrañar que le bastaran dos minutos de penetración para llegar al orgasmo. Pocos segundos después él llegó al suyo. Sue estaba feliz, pues había hecho el amor como deseaba, y para David fue una experiencia celestial, aun mejor que los rapiditos, pues pudo hacer los honores a su mujer y brindarle un orgasmo sin necesidad de esforzarse.

Ocuparse del propio placer

En vez de resentirse porque David no estaba en vena, Sue se hizo responsable de lograr su propia satisfacción. Este sentido de responsabilidad es muy saludable. Lo ideal es que, en cualquier aspecto de una relación, no hagamos responsable de nuestra infelicidad a nuestra pareja. En el sexo, especialmente, es muy difícil satisfacer nuestras necesidades sexuales sin traicionar al otro. Por eso es tan importante la masturbación.

Gracias a su creatividad, Sue ya no dependía de David si él no podía responderle tanto como ella habría preferido. Sacando el mejor partido posible de la situación, se acostó a imaginar que él le hacía el amor. Al disponer de un largo rato para acariciarse sensualmente y masturbarse, fue aumentando poco a poco su tensión sexual, de modo que, cuando llegó el momento de la penetración, ella estaba ya al borde del orgasmo.

Después él le dijo que había sido muy divertido y que, cuando él no estuviera en vena, ésa era una excelente manera de excitarlo. Esa pequeña conversación permitió que Sue fuera mucho más libre en su expresión sexual, además de asegurarle el gozo sexual cada vez que lo quisiera.

Si el hombre está cansado y sin ánimo para el sexo, agradecerá mucho que ella actúe como si todo estuviera bien. De lo contrario puede empezar a sentir el peso de la presión. Si ella quiere un orgasmo y su compañero, por no estar con ánimo, empieza a adormecerse, la mujer puede comenzar a tocarse y a masturbarse; a los veinte minutos, poco más o menos, puede ponerse de costado y frotarse contra él, con suave firmeza. Cuando él despierte y sienta su vagina mojada contra el cuerpo, pasará a hacerle los honores. De ese modo ambos serán felices. Ella no tiene por qué renunciar a la satisfacción sexual que busca. Por eso conviene que se masturbe en presencia de su compañero y no sólo cuando está sola.

Si su compañero viaja mucho, puede masturbarse en su ausencia. A veces, saber que ella está ansiosa excita al hombre aun más, por lo que quizás empiece a acortar sus viajes. Recomiendo enérgicamente que, cuando un miembro de la pareja se está masturbando, lo haga saber al otro para darle, cuanto menos, la oportunidad de participar.

> **Cuando un miembro de la pareja se está masturbando,
> debe hacérselo saber al otro para darle, cuanto menos,
> la oportunidad de participar.**

VOLVER AL SEXO

Muchas veces, cuando la pareja deja de hacer el amor, ya sea por enfermedad, por haber reñido o por estar en un período de gran tensión, después resulta difícil volver a hacerlo. Cuando la pareja pierde el ritmo del sexo, recuperarlo después de un tiempo suele ser difícil. Pero utilizando técnicas avanzadas no habrá problemas en retomar el ritmo.

Jim estaba sin trabajo desde hacía varios meses y se sentía bastante deprimido. Julie, con quien estaba casado desde hacía trece años, se sentía frustrada, no sólo por verlo ensombrecido todo el tiempo, sino también porque ya no hacían el amor. Como comprendía su necesidad de intervalo, se esforzaba por ser muy paciente. Por fin él consiguió otro empleo y empezó a sentirse mucho mejor. Todo mejoró... excepto el sexo.

Para que volvieran a hacer el amor les ofrecí un nuevo enfoque. Les recomendé que, cuando ella estuviera en vena, le dijera algo así como: "Hoy me siento muy excitada, pero ya veo que estás muy cansado. Si no quieres hacer el amor, no importa, pero quiero masturbarme pensando en ti. Cuando me acerque al orgasmo, si quieres unirte a mí en algún momento, no habrá problemas. Si no quieres, está bien".

Al día siguiente Julie llamó para dejar un alegre mensaje en mi contestador. Después de darme mil gracias, dijo que el nuevo enfoque había obrado como un hechizo. Jim también estaba muy agradecido. A veces basta con una buena experiencia para que el hombre vuelva a ponerse en marcha. No existe mejor afrodisíaco que el mismo sexo. Cuanto más fácil sea hacer el amor, más se lo deseará.

Otro secreto para que el hombre pase del desinterés sexual a la excitación es que la mujer lo invite de modo claro, pero indirecto. Una vez que se lo ha invitado y él ha dicho que no, le resultará mucho más difícil cambiar de idea. Como hemos visto, en las mujeres ocurre exactamente lo contrario: cuando se le da la oportunidad de decir que no y de hablar sobre lo que piensa, tal vez comience a excitarse y descubra que quiere hacer el amor, después de todo.

Los hombres tienden a ser muy diferentes. Una vez que él dice verbalmente "no" al sexo, hasta cierto punto queda grabado en piedra. Si ella persiste en sus intentos de iniciar el sexo, su compañero se siente dominado u obligado a actuar.

**Una vez que él dice verbalmente "no" al sexo,
hasta cierto punto queda grabado en piedra.
Si ella persiste en sus intentos de iniciar
el sexo, su compañero se siente dominado u
obligado a actuar.**

No obstante, si ella puede invitarlo al sexo de una manera indirecta, él tendrá tiempo para superar en silencio cualquier resistencia y es posible que se excite. Para hacer una invitación sexual indirecta, la mujer puede desarrollar varias señales. Aun si él está en vena y no necesita tiempo para excitarse gradualmente, le agradecerá esas señales, pues de ese modo ella le facilita los avances.

Estos mensajes son muy personales y pueden variar entre una mujer y otra, pero hay ciertas maneras en que ellas pueden transmitir mensajes sexuales, sobre todo por medio de la ropa con que se acuestan. Las interpretaciones que doy aquí parecen ser válidas para la mayoría, aunque cada mujer es, por supuesto, única y especial.

ENCAJE NEGRO O LIGAS

Usar encaje negro o ligas es una señal muy clara de que ella quiere sexo. Un conjunto negro, sedoso y revelador, expresa que ella sabe lo que desea. Y lo que desea es sexo ardiente y lujurioso; más que desearlo, se muere por él.

SATÉN BLANCO

Acostarse de satén blanco y sedoso indica que ella apreciaría un sexo sensible, suave y amoroso. Es como si se sintiera virgen; quiere que él se muestre lento y tiernamente afectuoso.

SEDA O ENCAJE ROSADOS

Cuando ella se pone seda o encaje de color rosa, está dispuesta a rendirse al sexo como expresión romántica de una amante vulnerabilidad y, a su debido tiempo, de un salvaje abandono. Quiere sentir la fuerza de su compañero y rendirse a su amor. Dentro de ella hay una pasión más profunda que espera ser extraída; sólo hace falta que él la encienda con sus ansias apasionadas y su devoción.

PERFUMES SENSUALES Y ESENCIAS EXÓTICAS

Cuando ella usa ciertos perfumes, quizá desee que se la olfatee y saboree de una manera sensual. Para muchos hombres, los perfumes sensuales y las esencias exóticas hacen del sexo algo mucho más lujurioso. Él debe poner cuidado en dominar sus pasiones y proceder con lentitud, saboreando cada una de las etapas; ocasionalmente conviene hacer una pausa y repetir los actos anteriores antes de pasar al modo siguiente de estimularla y complacerla.

ROPA INTERIOR NEGRA

Si ella se acuesta con un sostén y una bombacha negros, quiere ser seductora, excitante y más agresiva que de costumbre. Aunque empieza por exhibir su fuerza, interiormente desea que él acabe asumiendo la posición superior, siempre dominando sus pasiones, mientras ella se rinde a su amor.

CAMISÓN CORTO Y SUELTO, SIN BOMBACHA

Cuando ella se acuesta con una remera de algodón corta y femenina y bombacha haciendo juego, o con un camisón suelto sin bombacha, puede estar insinuando que esta noche no necesita mucho juego previo y que no sabe si está de humor para un orgasmo. Tal vez sólo quiere sentir los movimientos de la cópula y quedará satisfecha al percibir el orgasmo masculino.

ACOSTARSE DESNUDA

Cuando ella se acuesta desnuda, está abierta a descubrir qué tipo de sexo desea esta noche o, simplemente, a lo que pueda ocurrir.

AROS Y JOYAS

Si ella se pone aros u otras joyas para acostarse, se siente hermosa y quiere que la adoren con montones de besos. Puede significar que desea hacer el amor sensualmente y con mucho tiempo. Conviene que él recuerde expresarle verbalmente, muchas veces, lo hermosa que es.

Una vieja prenda de franela

Cuando ella se pone el viejo camisón de franela, ¡no está de humor para sexo! Es una excelente ocasión para los abrazos. Él puede acercarse y demostrarle físicamente su afecto sin ponerse sexual.

Vestirse para el sexo

Mediante la expresión de sus humores sexuales por el modo de vestir, la mujer presta una gran ayuda a su compañero para que se sienta sexualmente deseado y bienvenido. Los mensajes de la lista anterior no son exactos para todas las mujeres, pero sí proporcionan a los hombres un punto de referencia para intentar la interpretación de las señales femeninas. Estos ejemplos también pueden ayudar a las mujeres a tomar una mayor conciencia de lo importante que es vestir para el sexo de un modo que a él le agrade, pero que también sea grato y cómodo para ellas.

Por mi parte, hubo cierto incidente que me hizo cobrar mayor conciencia de los mensajes que me estaba transmitiendo mi esposa con su modo de vestir para acostarse. Llevábamos un rato en la cama, muy afectuosos, cuando ella se levantó para ir hacia el ropero, diciendo que quería cambiarse. "¿Para qué te molestas, si de cualquier modo te voy a desvestir?", le pregunté. Y ella respondió con una sonrisa: "Sí, pero quiero que me quites la prenda que corresponde. Ésta no expresa lo que siento hoy". Desde entonces presté mucha más atención a lo que se ponía y de qué modo expresaba sus sentimientos y deseos sexuales.

MÁS SEÑALES SEXUALES

Las mujeres tienen muchas otras maneras de indicar a su compañero que están de humor para el sexo, sin necesidad de ser muy directas. Veamos algunos ejemplos fáciles de los recursos empleados por algunas mujeres para sugerir claramente al esposo que están dispuestas a hacer el amor.

Algunos de estos mensajes pueden serte útiles; otros no lo serán. Elige como si estuvieras en una tienda, probándote ropa. Hasta pueden inspirarte ideas para crear tus propios mensajes.

BAÑOS RELAJANTES

Para informar a Bill que está en vena, Mary se da un largo baño, escuchando en su equipo portátil el tipo de música que mejor exprese su estado de ánimo. Una música suave y lenta significa que desea sexo suave y lento. El rock pesado, que está de humor para el sexo apasionado. Un ritmo muy marcado, con mucha batería, significa que se siente realmente sexy y que desea hacerlo muy largo.

VELAS

Susan enciende una vela junto a la cama o una varilla de incienso. Rachel pone velas encendidas en la mesa de la cena.

CHOCOLATES

Cuando Sharon pide a Tim, en el cine, que le compre una barra de chocolate, él lo sabe: "Ésta es la gran noche". Su esposa tiende a desear chocolate cuando su cuerpo quiere un gran orgasmo.

FOGATAS

Carol, cuando está en vena, enciende fuego en el hogar del dormitorio o pide a su esposo que lo haga. Mientras él aviva el fuego, ella se sienta a observarlo, haciéndole saber con claridad lo agradecida que está porque él le dedique ese tiempo.

QUEDARSE LEVANTADA

Generalmente, cuando Grant llega tarde de algún viaje, Theresa ya se ha acostado. Sin embargo, a veces lo espera despierta y leyendo. Si aparta claramente el libro cuando él entra en la habitación, Grant sabe que lo está invitando.

LA COMIDA QUE ÉL PREFIERE

Karen indica que está de humor para el sexo preparando la cena favorita de su esposo: salmón con puré de papas.

NUECES DE PISTACHO

En una conversación, Tom confió a Joyce que las nueces de pistacho frescas tenían en él un efecto afrodisíaco. Desde entonces, Joyce le hace saber que está en vena trayendo esas nueces del mercado. A veces las saca temprano para dejarlas en la mesa. De ese modo él tiene tiempo de sobra para excitarse pensando en el buen rato que van a pasar.

VINOS ESPECIALES

Margaret saca un vino especial que a ambos les encanta. A veces llama a su esposo al trabajo para pedirle que compre una botella en el camino a casa.

ABRAZOS

Cuando Cheryl se abraza a su esposo mientras van caminando, él recibe un claro mensaje de que ella está dispuesta.

TRES BESOS

Al recibir a su esposo con un beso, Maggie indica su humor sexual dándole dos besos más. Con esos tres besitos seguidos, él percibe que hay clima.

MASAJE DE PIES

Evelyn pide a su esposo que le masajee los pies. Leslie ofrece a su esposo masajeárselos. Ambos mensajes funcionan.

EXHIBIR LA BANDERA

En cuestiones de señales sexuales, mi ejemplo favorito proviene de cierta película sobre una familia mongol. Cuando la esposa estaba en vena para el sexo desplegaba una bandera. El marido llegaba a casa y, al ver la bandera, sabía que ella estaba dispuesta. Entonces corría en busca de su bandera y su lazo, mientras ella montaba a caballo para alejarse. Él la perseguía hasta enlazarla, la desmontaba y luchaba con ella. Luego hacían el amor. Este pequeño rito creaba definitivamente un sexo apasionado. Con la autorización indirecta, pero claramente expresada de la esposa, él podía perseguirla y poseerla. Aunque era obvio que ella dominaba la situación, podía fingir que era perseguida y, finalmente, rendirse a la pasión sexual y el éxtasis.

Hasta el sitio que una mujer elige para desvestirse antes de acostarse puede ser una señal muy clara. Si se desviste discretamente, frente a su ropero, generalmente no está de humor para el sexo. Pero si extiende el camisón en el lado de la cama que él ocupa y se desviste donde él pueda verla con claridad, probablemente está transmitiendo un claro mensaje de que está dispuesta.

Cuando una mujer se dispone al sexo desvistiéndose frente a su compañero, puede obtener respuesta o no. Si él no tiene ánimo, basta no interrogarlo ni demostrar frustración o desdicha; de ese modo ella lo prepara efectivamente para que se excite la próxima vez.

Si él está cansado, en vez de verse obligado a decir: "No estoy en vena" (cosa que puede ser incómoda para muchos hombres), él sólo tendrá que hundir la cabeza en la almohada y soltar un suspiro, diciendo: "Ahhh, qué ganas tenía de acostarme. Estoy cansadísimo". Éste es un claro mensaje de que no está de humor.

Ella se ahorra un rechazo directo y él, tener que negarse al sexo. Lo último que el hombre desea es que ella lo asedie con preguntas afligidas.

LAS PREGUNTAS QUE ENFRÍAN

Si el hombre no está de humor, hacerle una serie de preguntas sobre los motivos es enfriarlo inmediatamente, pero además puede impedir que vuelva a tener deseos en el futuro. He aquí varias preguntas que no se deben hacer si él no responde a las señales invitantes:

"¿Qué pasa?"

"¿Ya no te gusta hacer el amor conmigo?"

"Antes siempre querías sexo."

"¿Me ves gorda?"

"¿Todavía te gusto?"

"¿Ya no te excito?"

"¿Me sigues amando?"

"Sería bueno que habláramos de esto."

"Tal vez debamos buscar ayuda profesional."

"¿Es que nunca más haremos el amor?"

"Esta noche estuviste mirando a otras mujeres. ¿Ya no te gusta estar conmigo?"

"¿Preferirías estar con otra?"

"¿Hice algo que te enfrió?

"¿Por qué no quieres hacer el amor?"

"¿Tienes algún problema?"

Son preguntas que ella puede hacer en otra ocasión, por cierto, pero recomiendo no hacerlas si ella acaba de desvestirse frente a su compañero y él, cansado, le vuelve la espalda. Por el contrario: en ese momento tan delicado corresponde actuar como si todo estuviera perfectamente. No es buena oportunidad para buscar que él la tranquilice.

Si se muestra neutral e indirecta, ella logrará mantener un mensaje sin exigencias, haciéndole saber que, si más tarde cambia de opinión, será bien recibido.

Si él no está en vena, ella puede acostarse con el convencimiento de que pronto harán el amor. Pero si está realmente excitada puede masturbarse. Es muy importante que el hombre apoye la necesidad femenina de masturbarse, a fin de que nunca se sienta privada de su orgasmo cuando el cuerpo se lo pide y él no está de humor.

Este entendimiento mutuo suele obrar como un hechizo. Si él tiene la seguridad de que puede unírsele en cualquier momento o darse vuelta para dormir, simplemente, tenderá a esperar a que ella esté en el umbral del orgasmo para entrar en acción. Este método resulta porque elimina las presiones que recaen sobre el hombre.

Ante este enfoque, el hombre puede asegurar a su compañera que no habrá problemas si ella lo despierta para incluirlo cuando esté a punto de llegar al orgasmo.

CUANDO LOS HOMBRES DEJAN DE INSINUARSE SEXUALMENTE

Cuando en una pareja se interrumpe la relación sexual, uno de los motivos principales es que el hombre ha dejado de proponerlo o que la mujer lo propone demasiado. Cuando toda la iniciativa corre por cuenta de la mujer, no sólo ella se va frustrando gradualmente: después de un tiempo el hombre comienza a perder su interés sexual por ella.

Generalmente las mujeres no entienden que, si son más perseguidoras que perseguidas, su compañero acabará por tornarse más pasivo. Es conveniente aplicar un poco de iniciativa, a fin de hacerle saber cuándo es buena ocasión para invitarla, pero si ella lo hace todo, él pierde interés sin saber siquiera por qué.

Cuando la mujer asume demasiado la responsabilidad de iniciar la relación sexual, el hombre empieza poco a poco a sentirse menos motivado. Si ella expresa su lado masculino y conquistador, él se inclina demasiado hacia su cara femenina y receptiva. Este desequilibrio va erosionando la pasión en la pareja.

Muy comúnmente, el hombre no sabe siquiera qué fue de los sentimientos apasionados que su compañera le inspiraba; puede suponer, erróneamente, que ella ya no lo atrae. Cuando la mujer invita al sexo de una manera indireta, como he señalado, está permitiendo que su compañero busque el lado masculino que la desea y quiera cortejarla.

Cuando la mujer invita al sexo de manera indirecta, está permitiendo que su compañero busque el costado masculino que la desea y quiera cortejarla.

Los hombres, en su mayoría, no tienen idea de que la excesiva agresividad sexual de sus compañeras puede acabar por enfriarlos. Algunos prefieren, en un principio, que la mujer tenga una actitud sexual firme, pero después no se explican por qué ella ha dejado de atraerlos, por qué comienzan a fijarse en otras. Al comienzo puede parecerles muy bueno que ella tome la iniciativa sexual, pues de ese modo no se arriesgan al rechazo, pero con el tiempo ven reducida la pasión.

Las mujeres suelen quejarse de que no les gusta ser siempre las que invitan al sexo. Sugiero que, en vez de tomar la iniciativa, busquen el modo de indicar al compañero que es buen momento para avanzar.

En vez de tomar la iniciativa, la mujer puede buscar el modo de indicar al compañero que es buen momento para avanzar.

CUANDO A LA MUJER NO LE INTERESA EL SEXO

Cuando el hombre tiene la sensación de que, para su esposa, el sexo no es tan importante como para él, se siente descorazonado. Si no recibe mensajes claros y consistentes de que a ella le encanta hacer el amor, puede perder la pasión. De pronto comienza a sentirse más atraído por mujeres a las que no conoce, pues ellas aún no lo han rechazado.

Históricamente, los hombres siempre han tenido mucha más actividad extramatrimonial que las mujeres. Si no existía una buena comunicación y habilidad para el romanticismo, la pareja perdía gran parte del mutuo interés sexual. La mujer podía buscar satisfacción en sus fantasías, mientras los hombres descargaban sus frustraciones en aventuras amorosas.

En tiempos pasados, las mujeres estaban más dispuestas a renunciar a sus necesidades sexuales en favor de los requerimientos rutinarios del hogar y la familia. La supervivencia del grupo familiar era más importante que el satisfacer las pasiones sexuales, lujos que las mujeres no podían permitirse. Los hombres compensaban ese menor interés sexual de sus compañeras buscando discretamente el sexo en otra parte.

Por desgracia, en cuanto el hombre dirige sus energías hacia otra parte, a su compañera le es mucho más difícil sentir la satisfacción emocional necesaria para dirigir sus pasiones sexuales hacia él. Como resultado, se preservaba la unidad familiar, pero se perdía el romance.

Si los hombres recurrían a las aventuras extramaritales era, principalmente, porque ignoraban que tenían el poder de reavivar la sexualidad de sus compañeras.

Si los hombres recurrían a las aventuras extramaritales era, principalmente, proque ignoraban que tenían el poder de reavivar la sexualidad de sus compañeras. No contaban con las técnicas que podemos aplicar en la actualidad. Ahora, con un conocimiento más profundo del sexo opuesto, podemos reavivar la llama de la pasión aun cuando se haya apagado. En el capítulo siguiente veremos cómo reavivar la pasión en una relación de pareja.

Capítulo 8

Cómo reavivar la pasión

Muchas veces, dos personas sienten la atracción sexual mutua durante el día, mientras están separadas, pero pierden esa sensación cuando llegan al hogar. Por ejemplo: el esposo, en su trabajo, puede echar de menos a su mujer y sentirse excitado, pero en cuanto llega a casa pierde la atracción. La mujer también puede desear más romance, pero en cuanto entra desaparece la sensación.

Esto tiene causas diversas. Puede ser, simplemente, que las responsabilidades domésticas de atender al hogar y a los hijos arrojen su sombra sobre los sentimientos románticos. Un exceso de rutina sofoca la pasión.

También puede ser que haya pequeños resentimientos no resueltos después de un diálogo incómodo o una discusión. Aunque el tema esté mayormente solucionado, no ha quedado resuelto de una manera ideal. Fuera de casa es fácil olvidar el desacuerdo, pero cuando la pareja llega al hogar todo vuelve vagamente y, de pronto, la atracción desaparece. Cuando en la vida de pareja se reaviva la pasión, el amor que se comparte durante el sexo puede lavar esas pequeñas manchas y suavizar aristas rugosas.

Aunque, como regla general, es preciso arreglar la relación antes de disfrutar del sexo, a veces un amoroso acto sexual produce en la relación una enorme mejoría. La mujer, al abrirse al sexo, puede abrir a su compañero al amor que le inspira. A veces, aunque sólo sienta frialdad, practicar el sexo con él y sentir su amor puede volver a abrirla.

Aunque, como regla general, es preciso arreglar la relación antes de disfrutar del sexo, a veces un amoroso acto sexual produce en la relación una enorme mejoría.

Puede que la pareja haya perdido, sencillamente, el hábito de hacer el amor con regularidad. Fuera de la casa están en libertad de experimentar sus deseos sexuales, pero en el hogar se impone la vieja rutina de prescindir del sexo. Una vez que se lo aparta al último rincón, cuesta volverlo al centro sin emplear técnicas avanzadas. Si se conocen las técnicas necesarias, aunque la pasión haya desaparecido suele ser muy fácil reavivarla.

ESCAPADAS ROMÁNTICAS

Una de las maneras más sencillas y efectivas para reavivar la pasión es abandonar la casa en una escapada romántica. Pasar la noche en un hotel. Disfrutar de un cambio de ambiente. Alejarse de todo lo rutinario y familiar. Dejar atrás, momentáneamente, todas las responsabilidades domésticas. Cuanto más hermoso sea el nuevo ambiente, tanto mejor.

Conviene hacerlo cuanto menos una noche al mes. Si no es posible viajar a un lugar turístico o a una población vecina, basta alojarse en un hotel local. A veces basta con usar una cama diferente para lograr efectos.

Las mujeres, sobre todo, necesitan con frecuencia un cambio de ambiente para excitarse. Ese cambio las libera de las responsabilidades con respecto a la familia y el hogar. Si el ambiente es bello, las despierta a su propia belleza interior.

> **Las mujeres, sobre todo, necesitan**
> **con frecuencia un cambio de ambiente**
> **para excitarse.**

CUÁNDO ALEJARSE

Es error común, entre los hombres, esperar a que su compañera transmita claros mensajes de que quiere sexo antes de planear una pequeña escapada. Es una gran equivocación. Es la escapada lo que ayuda a la mujer a entrar en clima. Si él espera a que ella se sienta sexy para planear una salida, probablemente se pase la vida esperando mientras las cosas empeoran cada vez más.

Si la mujer no ha podido alejarse de la casa en mucho tiempo, en libertad de sentirse romántica y sensual, su actitud puede tornarse cada vez más asexual. Para reavivar la pasión, para sentirse hermosa y amada, necesita huir de las responsabilidades y la rutina diaria. El solo hecho de planear una escapada puede comenzar a devolverle los sentimientos románticos.

El hombre debe recordar que, a veces, la mujer necesita hablar para sentirse romántica. Si el trayecto es largo, tal vez hable durante todo el viaje. Sobre todo, necesita hablar para liberarse de las tensiones y dejarlas atrás.

Después de ese tipo de viaje, que le permite relajarse, es probable que llegue al nuevo dormitorio de un humor excelente. De pronto surge una sensación distinta, que no habría podido experimentar en casa. Tal vez quiera sexo de inmediato; tal vez prefiera salir a dar un paseo o a comer afuera. Pero una vez que empieza a sentirse atendida deja de sentir la obligación de atender a otros. De este modo se reavivan las pasiones interiores.

Otra manera de ayudarla a relajarse es llevarla de compras,

si eso le gusta. Aunque esto puede ser agotador para los hombres. Casi todas las tiendas femeninas tienen ahora sillas en las que uno puede sentarse mientras ella se prueba ropa. El mero hecho de explorar un negocio, eligiendo tranquilamente lo que le gusta y lo que desea, la ayuda a pasar de la preocupación por los otros a la satisfacción de sus propias necesidades. Aunque no compre nada, se sentirá feliz.

La mujer se beneficia directamente con el proceso de analizar lo que quiere. Eso la ayuda a entender sus gustos y sus deseos, preparándola para experimentar una intensa pasión sexual. Unas pocas compras pueden aumentar mucho el gozo de la escapada.

Si ella disfruta de todo, lo más probable es que él también se sienta excitado. Cuando ella goza del nuevo ambiente, una parte emocional de su compañero recibe el crédito de esa felicidad. Así, al dejar atrás los problemas, ambos pueden disfrutarse mutuamente en mayor plenitud.

Si bien las escapadas espontáneas pueden reavivar el espíritu romántico, a veces estamos demasiado ocupados o cargamos con demasiadas responsabilidades como para escapar así como así. Cuando las escapadas se planifican con anterioridad, la mujer puede mantener más contacto con sus deseos sexuales. Esa parte de ella espera, con la certidumbre de ser satisfecha.

Una carta sexual

Otro secreto para despertar los sentimientos sexuales es escribir una carta sexual a tu pareja. Si descubres que te sientes excitado cuando estás lejos de tu compañera, pero al llegar a casa pierdes el deseo, prueba a tomar nota de esas sensaciones sexuales en el momento en que surgen. Como he mencionado, las tensiones domésticas tienden a ensombrecer los sentimientos sensuales. Éstos suelen estar dentro de nosotros, pero necesitan alguna ayuda adicional para surgir en el ambiente hogareño.

Cuando estés lejos de tu pareja, presta atención a tu humor excitado e imagina una escena romántica con ella. Escríbele describiendo lo que deseas hacer, la escena y tus sentimientos, como si todo estuviera ocurriendo en la realidad. He aquí, como ejemplo, la carta de un hombre a su esposa:

Querida

Te extraño de verdad. Me siento muy excitado y no veo la hora de verte, de tocarte. Me encanta tocar tu hermoso cuerpo desnudo. Esas curvas elegantes, esos pechos hermosos me enloquecen de placer y de anhelos. Me encanta acariciar y chuparte los pezones erectos.

En este momento imagino que te tengo entre los brazos. Siento la cálida suavidad de tu cuerpo apretado al mío. Me apasiona estrecharte contra mí. Aspiro tus suaves olores y mi amor por ti va en aumento. Beso tus dulces labios y siento un cosquilleo en todo el cuerpo. Poco a poco nos besamos con más apasionamiento, hasta que entreabres los labios. Mi lengua entra en tu boca y tu humedad me excita aún más.

Sostengo tu cabeza en mis manos, acariciando tu hermosa cabellera. Me encanta explorarte el cuerpo con los dedos, sabiendo que eso te excita. Me encanta sentir que me recorres el cuerpo con las yemas. Así como me das un placer tan grande con cada contacto, sé que estás disfrutando de los míos.

Adoro quitarte el sostén, tocar la suavidad de tus pechos y la dureza de tus pezones. Sé que me deseas tanto como yo a ti. Como respuesta, te entrego mi amor. Eres todo lo que quiero. Me consumo en la pasión por unirme a ti, por estar cerca, por penetrar en tu vagina húmeda y caliente.

Cuando mis dedos entran en contacto con tu vagina húmeda, una nueva oleada de excitación me recorre el cuerpo. Lenta y rítmicamente, comienzo a describir círculos alrededor hasta que empiezo a acariciarte suavemente el clítoris. A velocidad cada vez mayor, cuando empiezas a jadear aumento la celeridad y la presión.

Te siento buscar más de mí, en tanto yo ansío unirme más profundamente contigo. Después de tocarte por doquiera, percibo el cambio de tu respiración y oigo tus dulces sonidos de respuesta. Mi pene duro y plenamente erecto, que anhela penetrar en ti, encuentra finalmente alivio. ¡Qué celestial bienaventuranza, entrar en tu alcoba sagrada! ¡Cuánto amor me colma el corazón, qué pasión se acumula en mí! Poco a poco voy haciendo movimientos más profundos.

El tiempo se detiene. Por fin estamos conectados. Cuando pujo suavemente para llenarte, oigo tu exclamación y siento que te rindes a mi presencia. Continúo entrando y saliendo, entrando y saliendo, y mi pene se endurece cada vez más. Cada movimiento hacia adentro calma las fibras más delicadas de mi alma. Siento como si quisiera estallar, y de pronto esa presión tiene momentáneo alivio con tus deliciosos gemidos de placer.

Juntos nos elevamos en sensaciones de amor, placer y éxtasis. Todo mi amor va hacia ti, que estás llegando a la culminación. Tus jadeos de placer llegan a la cima y un rayo de placer orgásmico estalla en mí. Mientras nos hundimos en una unión bendita, aferrados, con los cuerpos desnudos entrelazados, me siento en paz. Mi vida está en paz y, una vez más, me siento íntegro y completo. Doy gracias a Dios por tenerte y por el don especial de amarte y recibir tu amor.

Yacemos juntos; te acaricio suavemente el pelo, mirando tus bellos ojos. "Esto fue maravilloso", digo, y tú me brindas una dulce sonrisa. Una vez más cobro conciencia de lo afortunado que soy.

Amándote como siempre,

(Nombre)

Naturalmente, para quien no es escritor expresar estos delicados sentimientos puede resultar difícil. Eso no significa que los sentimientos no existan, sino que no se tiene el don de expresarlos con palabras. A las mujeres, en especial, les encanta escuchar estas emociones así expresadas. Es uno de los motivos por los que gastan miles de millones de dólares en novelitas románticas.

Si uno tiene dificultades para verbalizar su pasión, es conveniente comprar una tarjeta que exprese poéticamente lo que siente. Es perfectamente normal tener sentimientos amorosos y no saber expresarlos con justicia. Elegir la tarjeta que mejor exprese los propios sentimientos vale tanto como redactar uno mismo esas palabras.

Elegir la tarjeta que mejor exprese los propios sentimientos vale tanto como redactar uno mismo esas palabras.

El mismo principio se aplica a las cartas sexuales. Puedes copiar libremente frases y expresiones de esta carta o de cualquier novela romántica para que la tuya tenga fuerza. Más importante que la originalidad es que puedas captar tus pensamientos y expresarlos en palabras.

Cuando hayas escrito tu carta sexual, di a tu compañera que tienes una nota especial para compartir con ella. Reserva específicamente un rato (cuanto menos, cuarenta y cinco minutos sin interrupciones) para que tú o tu pareja puedan leerla, ya en voz alta, ya en silencio. Al leer la carta las sensaciones volverán automáticamente y será posible volver a disfrutar de un acto sexual estupendo.

Gracias a esta técnica, mi esposa y yo hemos podido reavivar muchas veces nuestros sentimientos sexuales mutuos. Yo ignoraba lo importante que era para Bonnie, pero uno día ella me reveló que guardaba esas cartas en un sitio muy especial y, cuando pensaba que yo no la amaba, las sacaba para releerlas.

Las cartas sexuales, además de poner en marcha el sexo, pueden ayudar a tu pareja a comprender lo que sientes cuando están haciendo el amor. Sin esas cartas Bonnie nunca habría conocido con claridad la profundidad de mi pasión durante el sexo.

SEXO TELEFÓNICO

Si la pareja se encuentra físicamente separada, con uno de sus miembros en viaje de negocios, o si dos personas mantienen una relación a larga distancia, suelen sentirse muy excitados y desear masturbarse. A veces uno se siente muy solo en un cuarto de hotel o en un dormitorio vacío; entonces surgen fuertes sentimientos sexuales. En vez de liberar la tensión sexual con una simple masturbación, ¿por qué no llamas a tu pareja para practicar el sexo telefónico?

Esto se parece mucho a redactar una carta sexual. Cuenta primero a tu pareja lo excitado/a que estás y lo mucho que desearías estar con él o ella. Pídele que se toque, con los ojos cerrados, como si lo estuvieras haciendo tú. Mientras te tocas, imagina que es tu pareja quien lo hace. Ambos deben turnarse para hablar y responder. Describe ocasionalmente lo que sientes y qué imaginas que están haciendo.

Tarde o temprano, de esta manera la pareja llega a imaginar el acto sexual y, con la ayuda de un poco de lubricante (la loción para manos que suelen proporcionar los hoteles sirve perfectamente) es posible masturbarse a la par y llegar al orgasmo.

Aunque esto no equivale a un buen acto sexual, se le parece bastante. Eso sí: cuida de no hacerlo por un teléfono celular, que puede transmitir la conversación por algunas radios.

¡Es un momento privado para goce de ustedes dos, no para los vecinos!

EN MEDIO DE LA NOCHE

Hacerlo en medio de la noche es como combinar un buen acto sexual con un rapidito. Para el hombre es una sensación maravillosa que su mujer lo despierte en medio de la noche, presionando la vagina caliente y húmeda contra sus piernas y los pechos desnudos contra su torso.

La mujer que se siente en vena puede dedicar veinte o treinta minutos a tocarse y masturbarse hasta que esté al borde del orgasmo; entonces puede correrse hacia el lado de su marido y tenderse sobre él. Esa manera de despertar le resultará deliciosa.

Puesto que él sólo necesita unos minutos para excitarse, mientras que ella ha dedicado veinte a estimularse previamente, los dos llegarán al orgasmo con seguridad. Sin embargo, si el hombre quiere sexo en medio de la noche no le es posible aplicar el mismo método, porque ella no despierta lista para terminar en unos pocos minutos.

No obstante, para él es una increíble experiencia de liberación saber que, a veces, puede darse vuelta y hacer el amor con ella. Este tipo de libertad es maravilloso, pero antes es preciso satisfacer ciertas condiciones. Antes de probar esta técnica es preciso que ambos estén abiertos al sexo regular y a una buena comunicación amorosa.

Él debe preguntar a su compañera, en otra ocasión, si está dispuesta a que la despierte. Tal vez ella no quiera despertar así, a menos que esté de vacaciones, bien descansada, o pueda dormir hasta tarde.

Aun con su consentimiento, cuando el hombre despierta a su compañera debe ser menos agresivo que ella. Si se siente excitado en medio de la noche, puede acercarse suavemente a su esposa, tocarla con lentitud y abrazarla, frotándose contra ella. Si la encuentra dispuesta, todo está bien, pero ella debe saber que está en su perfecto derecho de decir: "Esta noche no".

Si él puede aceptar esa negativa sin sentirse rechazado, la mujer puede decirla sin peligro. Si ella no cree poder negarse sin problemas, automáticamente pierde su capacidad de aceptar de corazón. No hay nada que reduzca tanto la atracción sexual como mantener relaciones sexuales cuando uno no quiere.

Si ella no cree poder negarse sin problemas, automáticamente pierde su capacidad de aceptar de corazón.

Mediante el mutuo respeto de las diferentes necesidades de cada uno, ambos amantes pueden dar y recibir el apoyo que necesitan. En el capítulo siguiente analizaremos un enfoque del sexo que asegura la satisfacción para los dos.

Capítulo 9

Sexo de polaridades

Otro secreto para disfrutar de una buena relación sexual y mantener viva la pasión es conocer nuestras diferentes polaridades sexuales y trabajar con ellas. Así como el polo negativo de un imán ejerce una fuerte atracción sobre el polo positivo de otro imán, al expresar nuestras polaridades sexuales opuestas podemos aumentar la atracción, el deseo y el placer.

Existen dos polaridades sexuales: dar placer y recibir placer. Cuando uno de los miembros da y el otro recibe, el placer sexual se construye fácilmente. En el sexo de polaridades, los miembros de la pareja se turnan para usar a conciencia estas polaridades, a fin de aumentar el deseo y el placer. Uno da mientras el otro recibe. Más adelante cambian: el que daba cesa de dar y se limita a recibir.

El sexo de polaridades tiene dos etapas. En la primera, el hombre toma y la mujer da. En una segunda etapa, él atiende a las necesidades femeninas, mientras ella se relaja y se concentra en recibir.

Mientras se practica la primera etapa del sexo de polaridades, el hombre comienza por recibir. No le interesa primordialmente emplear mucho tiempo en proporcionar placer a su compañera. Quiere que ella disfrute, por cierto, pero en realidad está concentrado en su propio placer. De igual modo, nadie espera que ella se excite de inmediato para seguir el paso de su compañero.

En la segunda etapa le toca a ella recibir mientras él se concentra en dar. La mujer ha dado ya cuanto podía y ahora puede limitarse a recibir. De este modo, ambos reciben a su debido tiempo todo cuanto desean.

CREACIÓN DEL SEXO DE POLARIDAD

Ideé el sexo de polaridad porque sé que no siempre el hombre desea dedicar mucho tiempo a brindar a su compañera el juego previo que necesita para llegar al orgasmo. Es así, no porque él no se interese por el placer de la mujer, sino porque su cuerpo quiere seguir adelante, llegar a la cópula y terminar con el orgasmo. Esa diferencia de tiempo que se necesita para el juego previo crea a veces un gran problema.

Seguir adelante sin brindar a la mujer el juego previo necesario sólo sirve para que ella acumule resentimiento. Pero esperarla puede ser frustrante para él. Si el hombre avanza, después del orgasmo quedará sin energías, mientras que su compañera habrá recibido muy poco de lo que necesitaba. Después de un tiempo él dejará de querer sexo, porque no quiere perder tiempo en juegos previos. A veces, cuando termina el día, el hombre está cansado y no tiene tanta paciencia. Entonces basta pensar en todo el juego previo necesario para que el deseo se enfríe.

De modo similar, muchas veces la mujer no quiere sexo porque no desea ver frustrado a su compañero, que trata de excitarla prontamente. Para que la idea de sexo sea bien recibida, la mujer necesita sentir que no está obligada a excitarse de inmediato. No siempre sabe cuánto tiempo le llevará, ni siquiera si ha de ocurrir en esa oportunidad.

130

Para que la idea de sexo sea bien recibida, la mujer necesita sentir que no está obligada a excitarse de inmediato. El sexo de polaridades es una solución para este problema.

El sexo de polaridades es la solución para este problema y, como veremos, tiene muchas otras ventajas. En vez de sentirse frustrado al verse obligado a esperar que su compañera acumule placer sexual, el hombre puede avanzar sin más, haciendo lo que lo excita. Luego, antes de llegar al orgasmo, debe detenerse y brindar a su mujer todo el juego previo que ella necesita para incrementar su deseo. Cuando ella haya llegado al orgasmo podrá gozar fácilmente del suyo.

PRÁCTICA DEL SEXO DE POLARIDADES

El sexo de polaridades suele comenzar con el hombre excitado y agresivo en cuanto a la liberación de su tensión sexual, mientras la mujer se limita a disfrutar de la excitación masculina. Él puede abrazar a su amante, besarla, acariciarla y desvestirla, cada vez más excitado. Ella puede dejarse estar, gozando del hecho de ser tan deseable para su compañero, o comenzar a tocarlo de maneras que lo exciten.

La mujer no se siente obligada a igualar la excitación de su pareja: se limita a apoyarlo en su excitación. Puede participar estimulándolo, sobre todo mediante caricias y abrazos, frotando, apretando y sobándole el pene, o quizá brindándole sexo oral. Todo esto está destinado a incrementar la excitación sexual del hombre. De un modo muy claro, él está recibiendo o tomando el placer que ella le da.

Después de unos cinco minutos, cuando la excitación masculina va llegando a su punto culminante y él nota que se acerca al orgasmo, indica a su compañera que deje de estimularlo. Puede hacerle saber que se está acercando al orgasmo por medio de una exclamación ("Ohhh") o aspirando hondo, para relajarse al exhalar y apartarse suavemente de ella a fin de cambiar de posiciones.

Para indicar que está listo para el cambio de polaridad, bastará con que aparte las manos de su compañera y se las lleve hacia los hombros. Además puede pasar suavemente al otro lado de la cama.

Cada una de estas señales expresará claramente a la mujer que ahora él está listo para devolverle todo el placer recibido. Ella puede relajarse y concentrarse en su propio cuerpo, mientras él comienza a excitarla poco a poco. Aunque él sólo necesite dos o tres minutos de estimulación, no debe olvidar que ella requiere de veinte a treinta.

Aunque el hombre sólo necesite dos o tres minutos de estimulación para aproximarse al orgasmo, no debe olvidar que ella requiere de veinte a treinta.

CAMBIO DE POLARIDADES

En un principio, para él puede ser difícil detenerse y cambiar de polaridades para pasar a la segunda etapa. En su excitación, es posible que continúe adelante, sobre todo si ella le está brindando sexo oral o si copulan en la primera etapa. Al entender que ella necesita saberlo excitado cuando llegue a su propio orgasmo, el hombre puede hallar el control imprescindible.

Al entender que ella necesita saberlo excitado cuando llegue a su propio orgasmo, el hombre puede hallar el control imprescindible.

Hombres y mujeres están biológicamente preparados para tener experiencias diferentes después del orgasmo. La mujer aún está excitada y puede disfrutar aún más de la penetración; después del orgasmo, el nivel de sus hormonas de placer continúa siendo muy alto. El hombre, en cambio, generalmente pierde muy pronto la excitación y la erección. Cuanto terminó, se terminó. Sus hormonas de placer se disipan y desaparecen en gran medida.

Si él termina primero, no tendrá energías cuando ella esté lista para su propio orgasmo. Si ella termina primero, no sólo quedará aún sexualmente excitada, sino que disfrutará aún más del orgasmo masculino.

SINCRONIZACIÓN DE ORGASMOS: LAS DAMAS PRIMERO

Muchas parejas tratan de graduar sus orgasmos para que se produzcan al mismo tiempo. En realidad, este tipo de sincronización torna al sexo menos satisfactorio. La mujer se distrae si debe poner atención para saber cuándo está por alcanzar el orgasmo. Lo mejor es que se sienta en libertad de descubrirlo cuando se produzca, sin tener que adaptarse ni controlarlo. Cuando ella haya llegado al orgasmo, él puede disfrutar del suyo inmediatamente o esperar todavía un poquito.

Cuando hombre y mujer acaban juntos, ambos están tan absortos en su intenso placer propio que, en cierto sentido, es como si el otro dejara de existir por un momento y la intimidad desaparece de pronto.

Cuando el hombre y la mujer llegan juntos al orgasmo, éste puede ser menos satisfactorio.

Justo cuando ella está gozando de la plena atención de su compañero, de un momento al siguiente la pierde por completo. De igual modo, cuando el hombre experimenta el placer de su propio orgasmo no puede gozar en su plenitud del placer de su compañera. Está experimentando por entero el creciente placer de su amante, pero súbitamente llega al orgasmo y se encuentra demasiado atrapado en su intenso placer como para sentir todo el desarrollo y la expresión del placer y el amor de su compañera.

Si gradúa las cosas para que ella termine primero, al mantener su control ayuda a la mujer a descontrolarse aún más. Cuando ella llega al orgasmo, él estará plenamente con ella, para disfrutar de su placer. Entonces ella estará en libertad de experimentar plenamente el de su compañero. Es como gozar de dos orgasmos en vez de uno solo. Ambos experimentan a fondo el de ella y luego el de él.

Si él llega al orgasmo primero, la mujer se distrae de su propia acumulación gradual; después, si acaso alcanza su propio orgasmo, él será decididamente incapaz de percibirlo, porque ya no está excitado. Si se siguen las líneas generales del sexo de polaridades, la mujer está siempre segura de tener, cuanto menos, la oportunidad de un orgasmo. A veces puede descubrir que no lo habrá, pero como él ha pasado el tiempo sin cargarla con expectativas, se encuentra bastante satisfecha.

**Si se siguen las líneas generales del
sexo de polaridades, la mujer está siempre
segura de tener, cuanto menos, la oportunidad
de un orgasmo.**

BENEFICIOS ADICIONALES DEL SEXO DE POLARIDADES

Un beneficio adicional del sexo de polaridades es que, como el hombre ha recibido su placer en la primera fase, la mujer se siente naturalmente más en derecho de recibir el suyo cuando le llega el turno. Algunas mujeres necesitan esta mayor conciencia de sus derechos, pues de lo contrario les cuesta llegar al orgasmo.

Muchas veces, cuando la mujer es especialmente diestra en dar, tiene dificultades para recibir. En cuestiones de sexo, puede estar tan dedicada a atender las necesidades de su compañero o tan preocupada por él que no se da permiso para concentrarse en sus propias necesidades. Esta tendencia suele ser por completo inconsciente. En uno de mis seminarios, al describir yo esta característica, una mujer cobró súbita animación, exclamando: "No lo puedo creer... ¡Era por eso!" Todo el mundo comprendió que había tenido una comprensión esclarecedora y se preguntó cuál sería.

Me interrumpí para preguntarle qué había ocurrido. He aquí lo que dijo:

"Acabo de comprender a qué se debió mi único orgasmo. Tengo cuarenta y dos años y nunca llegué al orgasmo en pareja, salvo una vez. Nunca pude comprender por qué, pero ahora lo sé. Hace unos seis años mi compañero quería hacer el amor conmigo, pero yo estaba resentida. Tenía la sensación de haber puesto mucho más que él en nuestra relación. Como él insistía, decidí aceptar, pero me propuse limitarme a recibir y disfrutar de las caricias.

"Cuando hicimos el amor él hizo de todo por mí; yo, por primera vez en mi vida, no hice nada por mi pareja. Quería que eso fuera sólo para mí. Y en realidad lo pasé mejor que nunca. Ahora comprendo por qué llegué al orgasmo: como no me concentraba en darle placer a él, pude concentrarme en mí misma y dio resultado. Y aunque no hice nada por complacerlo, él también quedó muy feliz."

Tal como lo indica este ejemplo, cuando la mujer puede recibir plenamente es cuando puede disfrutar del sexo. El sexo de polaridades la ayuda a recibir, porque después de haberse brindado a su compañero puede pasar claramente a recibir. Si ambos comprenden el sexo de polaridades y han acordado una señal clara de que se inicia la segunda fase, la mujer puede relajarse más y disfrutar la acumulación gradual de su satisfacción sexual.

CUANDO EL HOMBRE TIENE EL CONTROL

Cuando el hombre tiene el control de su placer, a fin de no llegar al orgasmo antes que ella, la mujer puede disfrutar aún más del sexo. No necesita preocuparse con darse prisa para llegar al orgasmo antes de que él termine.

Cuanto más segura esté del control de su compañero, de que no terminará antes que ella, más podrá relajarse y soltar amarras. Es otra ventaja del sexo de polaridades. En la primera fase, él recibe su placer, pero no termina. En la segunda fase, ella sabe que el resto del tiempo le corresponde. Entonces puede relajarse, sabiendo que puede contar con su compañero.

Cuanto más segura esté del control de su compañero, de que no terminará antes que ella, más podrá relajarse y soltar amarras.

A veces, durante el acto sexual, el hombre experimenta un fuerte impulso de terminar antes que su compañera. En esas ocasiones no debe permitir que ella le estimule el pene. Conviene que se aparte del estímulo para serenarse. Esto se logra de dos maneras.

En primer lugar, es preciso apartarse del estímulo antes de que sea demasiado tarde. Luego podrá empezar a aumentar el estímulo de su pareja. El hecho de incrementar el placer femenino hasta que alcance su propio nivel le permitirá, en verdad, recuperar el control.

A veces a la mujer le encanta que él la haga llegar al orgasmo antes de penetrar en ella. Esto requiere que él se excite en la primera fase; en la fase dos la lleva al orgasmo y luego copulan para que él termine. La penetración después del orgasmo es muy bien recibida.

TRAS EL ORGASMO DE LA MUJER

Después de llegar al orgasmo, la mujer puede gozar de la penetración más que nunca; no sólo está más abierta al estímulo, sino que disfruta más el placer de su compañero. Ya ha alcanzado su alivio y ahora puede concentrarse en recibirlo y amarlo. En este punto, para ella es un estímulo diferente. Antes del orgasmo experimenta un placer creciente; después, es como si hubiera escalado la montaña y estuviera bailando con su pareja en la cima del mundo.

Por añadidura, después de llegar al orgasmo mediante el estímulo de todo el cuerpo y el clítoris, la vagina se contrae y ansía ser colmada por el pene. ¿Qué mejor momento para que él efectúe su entrada?

No sólo ella goza de este modo, sino que él puede penetrar y salir sin sentirse presionado a lograr un buen desempeño. Puede terminar en un minuto o en diez, que ella quedará completamente feliz. A la mujer no le importa cuánto tarde el hombre, siempre que la haya dejado satisfecha antes. Algunos interpretan mal las necesidades femeninas y suponen, equivocadamente, que a más tiempo, mejor. En términos generales, una cópula que dure más de treinta minutos deja a la mujer muy dolorida y puede facilitar las infecciones vaginales.

Los hombres se sienten muy presionados para resistir más tiempo, a fin de que ella reciba la estimulación necesaria. Al practicar el sexo de polaridades, ella tiene siempre la seguridad de ser atendida por el tiempo necesario antes que él termine.

> **A la mujer no le importa cuánto tarde el hombre,**
> **siempre que la haya dejado satisfecha antes.**

PARA AUMENTAR EL PLACER FEMENINO

El hombre tiende a pensar orientándose siempre hacia una meta. Quiere proporcionar a su compañera el mayor placer de la manera más eficiente posible. Una vez que ella se está acercando al orgasmo, él continúa estimulándola para llevarla al otro lado y alcanzar la meta. Para brindarle más placer, el secreto consiste en llevarla hasta el borde del orgasmo para luego retirarse, aminorar el ritmo, reducir la estimulación y recomenzar entonces.

A fin de aumentar efectivamente el placer femenino, el hombre debería llevar a su compañera hasta el borde del orgasmo y luego dejar que su energía se asentara; a continuación, llevarla nuevamente hacia arriba y permitirle nuevamente asentarse. Cuando la lleva dos o tres veces al límite del orgasmo y finalmente la hace llegar a él, la culminación de la mujer es mucho más plena y satisfactoria.

Cada vez que ella se acerca, crecen sus ansias de orgasmo. Además, su cuerpo tiene oportunidad de prepararse a fondo para llegar a él. Al prolongar el juego previo de este modo, no sólo ella experimenta un orgasmo mucho mayor, sino que también el de su compañero resulta mucho más intenso.

En el sexo de polaridades, el hombre debe acumular primero su energía encaminándola hacia su propio orgasmo. Después, cuando se detenga para concentrarse en ella, su energía se relajará. Más adelante, cuando le toque llegar al orgasmo, su placer será tanto mayor por haber aguardado.

Para indicar a su compañero que está por llegar al orgasmo, la mujer puede pronunciar esta clave: "Por favor". Esto tiene un doble significado: "Por favor, detente para que no llegue al orgasmo" y: "Me estás dando mucho placer". Cuando él recibe la señal, puede continuar hasta llevarla al orgasmo o disminuir la estimulación directa del clítoris por un período de treinta segundos a unos pocos minutos, antes de volver a elevarla.

Cuando él se detiene no todo tiene que interrumpirse. Puede continuar acariciándole todo el cuerpo de un modo muy erótico, sin tocarle directamente el clítoris. Eso da a la mujer la posibilidad de permitir que su energía se asiente un poco antes de que él la lleve aún más alto.

PARA EXPANDIR EL POTENCIAL DE PLACER

Cada vez que dejamos asentar la energía antes de incrementarla, estamos expandiendo la capacidad corporal de gozar. Cierta vez hice un experimento análogo a este punto.

Cierto amigo mío tenía una clínica para el dolor. A fin de disminuir dolores crónicos, el médico aplicaba primero una aguja en cierto punto clave del paciente. Luego enviaba una corriente eléctrica a través de la aguja. En el curso de una hora se iba aumentando progresivamente la intensidad de la corriente. Resulta asombroso ver cuánta más electricidad puede aceptar el cuerpo si se aumenta la intensidad poco a poco. Aunque yo no sufría de ningún dolor crónico, quise saber qué se sentía con el tratamiento.

Me aplicaron una aguja en el brazo y fueron subiendo lentamente la electricidad hasta que sentí un dolor quemante. Cuando indiqué por señales que era demasiado, la redujeron un poquito para dejarla en un nivel más cómodo.

Después de diez minutos vino una enfermera y operó una perilla que duplicó inmediatamente la intensidad. Percibí una diferencia, pero no quemaba en absoluto.

Como el flujo de electricidad inicial comenzó por llegar a

mi tolerancia máxima, se redujo luego un poco y se mantuvo así por diez minutos, mi cuerpo tuvo tiempo de adaptarse a recibir más corriente. En sólo diez minutos pude recibir el doble de corriente. Quedé asombrado.

Después de otros diez minutos, la enfermera volvió a aumentar el flujo tanto como antes. En el curso de veinte minutos me fue posible aceptar, sin dificultades, el triple de la corriente original.

Durante una hora se aumentó la intensidad de la corriente cada diez minutos. Al cabo de una hora yo podía recibir, sin impresión ni dolor, seis veces la intensidad original, por el recurso de adaptarme lentamente. Era una reacción típica.

Al día siguiente volví a la clínica y comencé con la misma intensidad eléctrica con que había iniciado la sesión anterior. De pronto decidí aumentar la corriente y dupliqué la intensidad sin esperar los diez minutos. Terminé recibiendo una descarga y con una quemadura. Así tuve una clara experiencia de la capacidad que el cuerpo tiene de adaptarse y recibir más corriente si se le da tiempo.

Lo mismo ocurre en el sexo. Si nos damos tiempo para ir acumulando energía y, cuando estamos habituados a ella, la aumentamos otra vez, la capacidad de experimentar placer aumenta notablemente. Al aumentar la energía y detenernos, lo que estamos haciendo es, en realidad, expandir nuestro recipiente de placer, a fin de experimentar un goce mayor y llegar a orgasmos más intensos y satisfactorios.

Al aumentar la energía y detenernos, lo que estamos haciendo es, en realidad, expandir nuestro recipiente de placer, a fin de experimentar un goce mayor y llegar a orgasmos más intensos y satisfactorios.

Cuando dedicas tiempo a aumentar el placer una y otra vez, sientes el orgasmo en todo el cuerpo. Si no haces sino excitarte e ir directamente a un orgasmo rápido, generalmente éste se concentra más en los genitales y no es tan intenso.

Saludable sexo casero y sexo para gourmets

A menos que la pareja se decida por "uno rapidito", el hombre debería elevar a su compañera dos o tres veces, cuanto menos, antes de llevarla hasta el orgasmo. Éste es un plato esencial de toda relación sexual estupenda y se prepara en unos treinta minutos.

Un sexo sano, preparado en casa, requiere unos treinta minutos: cinco para él, veinte para que ella prepare su orgasmo y, cuando él haya terminado, cinco minutos para gozar abrazados la sensación de amarse.

Hace bien saber con claridad que el sexo puede ser mutuamente satisfactorio para ambos en un período relativamente breve. Si requiere horas y horas, la pasión acaba por morir. Comenzamos a asociarla con períodos muy largos y, con nuestros apretados horarios, resulta demasiado difícil hallar tiempo suficiente. Pero, aun con una agenda llena, es fácil reservar media hora cuanto menos una o dos veces por semana.

Además del sexo casero, es importante crear una ventana de intimidad en la que se disponga de dos horas, cuanto menos, para un sexo de gourmets. En estas ocasiones ambos pueden turnarse para llevarse mutuamente al borde del orgasmo. Por ejemplo: ella puede comenzar excitando a su compañero; luego, él la sube unas cuantas veces; en una tercera etapa, ella vuelve a excitarlo. De este modo pueden extender el juego previo hasta que ella ya no pueda contenerse.

El sexo de gourmets no sólo es excelente para el hombre, sino que le enseña a controlar su energía sexual. Además de ser más placentero, también le brinda la nueva experiencia de aminorar la marcha y concentrarse más en el momento.

Cuando se asciende varias veces, la necesidad de llegar a la culminación disminuye, permitiéndonos saborear cada momento, cada gusto, cada olor, cada aliento, cada pequeña exclamación, todas las sensaciones. Por añadidura se experimenta con mayor plenitud el flujo o la corriente del amor entre uno mismo y su pareja.

No obstante, durante el sexo para gourmets la pareja dedicará más tiempo a la primera fase. El hombre puede acercarse varias veces al clímax. Luego pasarán a la fase dos, en la que ella se acercará al orgasmo una y otra vez. Entonces volverán a la primera fase. A su debido tiempo, según los cuerpos se abran gradualmente para recibir más electricidad sexual, podrán disfrutar dando y recibiendo al mismo tiempo. No hace falta seguir rígidamente las líneas del sexo de polaridad, pero sí asegurarse de que la mujer sea la primera en llegar al orgasmo.

SEXO INSTANTÁNEO

El sexo instantáneo requiere de tres a cinco minutos. Básicamente, es sólo la primera fase del sexo de polaridades y está destinado únicamente al placer masculino. La mujer suele mostrarse dispuesta a algún "rapidito" ocasional, siempre que se sienta emocionalmente apoyada en esa relación y segura de que, en otras oportunidades, gozará de sano sexo casero y de sexo para gourmets.

La mujer suele mostrarse dispuesta a algún "rapidito" ocasional, siempre que se sienta emocionalmente apoyada en esa relación y segura de que, en otras oportunidades, gozará de sano sexo casero y de sexo para gourmets.

El sexo instantáneo regular puede ser atractivo sólo para él, pero también tiene beneficios adicionales para ella. Si bien la mujer no experimenta la estimulación física de un acto sexual más prolongado, emocionalmente puede resultar muy satisfactorio, por diversos motivos.

Desde que comencé a enseñar cómo y por qué incorporar los breves a la vida sexual en pareja, no sólo los hombres me han dado las gracias, sino también las mujeres. He aquí algunos ejemplos de lo que ellas me han dicho:

"Ahora, cuando estamos haciendo el amor y descubro que no estoy en vena, no necesito fingir. Me basta con decir: `Hagámoslo breve´. Él no se enfría de pronto y no es preciso explicarle que no me ocurre nada malo."

"Es espléndido, porque a veces sólo quiero abrazos y mimos, pero también quiero que él quede satisfecho. Así quedo conforme sin verme obligada a intentar seguirle el paso."

"Por fin él entiende que, a veces, me gusta hacer el amor sin llegar al orgasmo."

"Los breves son estupendos. No tengo que preocuparme por la excitación. A veces comenzamos con uno breve, pero empiezo a excitarme más. Entonces le digo que me toque y él, con mucho gusto, cambia de ritmo y me brinda un orgasmo. Si no hubiéramos comenzado con uno breve, jamás habría entrado en clima."

"Antes le decía que no necesitaba el orgasmo, pero que estaba dispuesta a hacer el amor, si él estaba en vena. Él se ponía nervioso, como si algo anduviera mal. Cuando escuchó estas grabaciones sobre sexo todo cambió. Como lo decía otra persona, él pudo entender. Ahora no me siento obligada a fingir y he empezado a disfrutar mucho más del sexo. Y me siento propensa al orgasmo con mucha más frecuencia."

"A veces no quiero que el sexo sea un procedimiento tan largo. Quiero acabar de una vez. En lugar de fingir el orgasmo para terminar, basta con decirle: `Hagámoslo breve´ y terminamos en unos pocos minutos."

"Algunas veces, cuando salimos, estamos rodeados de mujeres más jóvenes. Aunque yo no esté de humor para el sexo, me gusta sentir que todavía excito a mi compañero. En esas oportunidades lo invito al sexo con algunas señales claras. Después, cuando comenzamos, le hago saber que no necesita estimularme mucho. Me gusta sentir que mi hombre me desea."

Este tipo de comentarios agrega un nuevo punto de vista a la importancia de los "breves".

¿CUÁNTOS ORGASMOS SE NECESITAN?

Hoy en día, muchos libros hablan de alcanzar cada vez más orgasmos. Aunque son útiles para ciertas parejas, por cierto, el efecto que tienen en muchas mujeres es presionarlas para un mejor desempeño. Con nuestros apretados horarios, basta con pensar en un solo orgasmo. Ahora, en la década de 1990, se espera de las mujeres que los multipliquen.

Muchas mujeres quedan completamente satisfechas con un solo orgasmo. A veces, más no es mejor. Cuando la mujer queda satisfecha con un solo orgasmo, también el hombre que se lo brinda queda muy conforme. En cierto modo, lo que piensa es: "Eso lo hice yo. La dejé bien contenta".

Algunas mujeres siguen y siguen, orgasmo tras orgasmo. Esto puede ser muy excitante para su compañero, pero después de un tiempo puede sentirse obligado a seguir brindándoselos, como si nada la satisficiera. Gradualmente, el sexo puede convertirse en una tarea que exige mucho tiempo a ambos; así pierde su encanto mágico.

A veces, las participantes de mis seminarios me dicen que son multiorgásmicas, pero que, aun después de diez orgasmos, desean siempre más y quedan insatisfechas al acabar el acto sexual. Esto no es insatisfactorio sólo para ellas, sino también para su compañero. Él necesita sentir que le ha brindado el orgasmo definitivo o, cuanto menos, que le ha calmado el apetito.

Cuando una mujer es generalmente multiorgásmica, sugiero que reemplace esos muchos por uno solo, pero potente. Puede hacer una señal a su compañero, justo antes de llegar, para que él disminuya la estimulación y vuelva a elevarla. Si la eleva de este modo varias veces, cuando ella alcance finalmente el orgasmo puede descubrir, felizmente, que uno es suficiente y ya no desee más. Estará realmente satisfecha.

Ahora bien: al hablar sobre las técnicas que dan resultado para lograr un acto sexual excelente, puedo dar la impresión de que determinado enfoque es siempre el mejor. Se trata de una actitud muy masculina. A los hombres les gusta hallar una fórmula y apegarse a ella. Esto puede ser útil para ellos, pero a las mujeres, en general, no les resulta. En el capítulo siguiente exploraremos las diferencias entre sexo mecánico y sexo espontáneo.

Capítulo 10

Sexo mecánico versus
sexo espontáneo

Para una gran relación sexual, otro secreto es la variedad. Las mujeres prefieren que el sexo sea cada vez algo diferente. Los hombres no entienden intuitivamente esto porque tienden a buscar un objetivo. El hombre necesita hallar una fórmula que le permita obtener lo que desea y, si funciona una vez, tiende a repetirla siempre. Su principio rector es: "Si no se ha roto no hay por qué arreglarlo".

A muchos hombres les resulta frustrante pensar que, en cada oportunidad, deberán arriesgarse a probar algo nuevo. Él prefiere buscar una fórmula efectiva para gozar del sexo relajado, seguro de saber lo que hace. Las fórmulas específicas lo tranquilizan. Sin embargo, la mujer se siente más excitada si no sabe lo que él va a hacer. La previsibilidad enfría.

La mujer se siente más excitada si no sabe lo que él va a hacer. La previsibilidad enfría.

Por muy buena que sea una fórmula sexual, al usarla varias veces seguidas se torna previsible, rutinaria y finalmente aburrida. Cuando el hombre toca los pechos o los pezones de su compañera, a menos que ella esté en el momento culminante de la estimulación, esa misma caricia, repetida una y otra vez, puede volverse algo aburrida. Quizás el hombre piense que no es importante cambiar de ritmos y de movimientos, pero para ella la diferencia es enorme.

Quizás el hombre piense que no es importante cambiar de ritmos y de movimientos, pero para ella la diferencia es enorme.

Variar los movimientos del cuerpo también ayuda a excitarla más. A veces él puede tenderse sobre ella; a veces puede ser ella quien esté arriba. A veces pueden cambiar de lado en la cama. Todos estos movimientos la ayudan a dejar de pensar para experimentar tan sólo las sensaciones. Mientras sigue a su compañero, no se pregunta por qué él se aparta de vez en cuando, pues siente la emoción del suspenso: "¿Qué haremos a continuación?" Esta expectativa es muy excitante para ellas.

EL SEXO Y EL BÉISBOL

Para dar una idea de lo que excita sexualmente a las mujeres, de un modo que casi todos los hombres puedan entender de verdad, suelo comparar el sexo con el béisbol. Para quien mira un partido, lo más excitante es no saber qué va a pasar. ¿Quién llegará a la base? ¿Podrá atrapar la pelota? ¿Quién anotará el punto y quién va a ganar?

Mientras miramos el partido, la tensión se va acumulando y se libera con cada *inning*. Cada vez que el jugador llega a la base, el expectador siente que aumenta su entusiasmo y su tensión. Esa tensión se libera en gritos de entusiasmo cuando el jugador de su equipo favorito pasa a otra base o anota el tanto.

Por muy excitante que sea un partido la primera vez, si uno vuelve a ver la filmación varias veces más, acabará por tornarse previsible y aburrido. De modo similar, cuando el hombre sigue siempre la misma fórmula al hacer el amor, a su compañera le resulta aburrido y previsible.

A veces el hombre descubre una fórmula con la que obtiene buenos resultados en el sexo y la cambia haciéndola más eficiente. En vez de dedicar tiempo para el juego previo, se adelanta hacia la cópula. Es como sintonizar el resumen deportivo para ver qué equipo ganó en vez de mirar el partido. Es divertido ver los momentos culminantes del juego, pero mucho menos excitante que presenciar el encuentro en el estadio o mirarlo entero por televisión.

Mirar todo el partido hace que el resultado sea mucho más interesante. De modo similar, el juego previo hace del sexo y el orgasmo algo muy excitante para la mujer. No es sólo el puntaje lo que la hace feliz, sino también el desarrollo.

PRIMER BATEADOR

Para seguir con la metáfora, cuando el hombre comienza a acariciar suavemente el torso con un índice, eso equivale a un primer bateo. Luego, cuando se va acercando al pecho, acierta un *line drive*. La multitud está entusiasmada. Ella se pregunta: "¿Llegará a la base?" Y cuando él se aproxima al pecho, la provoca retirándose para volver a acercarse. Nuestro primer bateador está en carrera y la muchedumbre gime. De pronto, la emoción de la expectativa vuelve a crecer, pues el siguiente bateador se aproxima a su base.

Esta vez, en lugar de repetir los mismos movimientos acariciantes, él puede utilizar dos dedos en vez de uno. Ese pequeño cambio aumentará la excitación de la mujer. Es como hacer que salga otro bateador. ¿Llegará a la base?

A su debido tiempo, a medida que aumente la estimulación, él podrá tocar uno de los pechos mientras lame o chupa el otro. Luego puede deslizar poco a poco la mano hacia la vagina. Que todo eso ocurra gradualmente es tan excitante como un *tie game*, con dos salidas en el noveno *inning*, las bases cargadas y un nuevo bateador. Y cuando él se anota un *home run* y la penetra en la cópula, la multitud enloquece, pues se anotan cuatro *runs* en una sola jugada.

LA MAGIA DEL JUEGO PREVIO

Si el hombre recuerda este ejemplo del béisbol y el sexo, el juego previo asumirá para él una nueva dimensión. Podrá empezar a aprender de verdad por qué es tan importante para ella. Es como si Dios hubiera dado a la mujer un cuerpo circular para recordar al hombre que, al acariciarla, debe mover las manos y los dedos en círculos, en vez de ir directamente al blanco.

**Dios dio a la mujer un cuerpo circular
para recordar al hombre que, al acariciarla,
debe mover las manos y los dedos en círculos,
en vez de ir directamente al blanco.**

Ella tiene tres zonas erógenas principales: los dos pechos y la vagina, a fin de recordar al hombre que "el blanco" no es sólo uno. Estas tres zonas sirven también para recordarle que debe usar ambas manos y la lengua.

Al usar la mano derecha puede emplear a veces un dedo, a veces tres. Es posible recorrerle el cuerpo en líneas rectas o en líneas ondulantes. Sus caricias pueden ser firmes y fuertes o extrasuaves. De a ratos moverá los dedos en círculos hacia la

149

derecha, de a ratos hacia la izquierda. Puede subir o bajar. Todos esos pequeños cambios satisfacen la necesidad femenina de variedad.

Cada pequeño cambio en las caricias satisface la necesidad femenina de variedad.

Al dedicar tiempo para excitarla en el juego previo, él aumenta el placer de su compañera. No se debe olvidar que, como regla general, ella necesita un juego previo diez veces más prolongado. Con el correr de los años, el hombre puede requerir un poco más de juego previo para excitarse por completo, mientras que las mujeres pasan a veces a necesitar menos. Como regla general, el hombre debe recordar que, para asegurar la satisfacción de su pareja, no importa tanto lo que haga, sino cuánto tiempo dedique a hacerlo.

El hombre debe recordar que, para asegurar la satisfacción de su pareja, no importa tanto lo que haga, sino cuánto tiempo dedique a hacerlo.

Si, tras un juego previo de treinta minutos, ella no se acerca al orgasmo, cabe pensar que no llegará a él. No obstante, si él insiste un poco más es posible que llegue. Para que el hombre sepa qué hacer, resulta muy útil que la mujer le dé alguna información clara.

Para que el hombre sepa qué hacer, resulta muy útil que la mujer le dé alguna información clara.

Si él lleva largo rato estimulándola sin resultados a la vista, y aun así ella desea continuar, puede decirle algo así como:

"Esto me gusta muchísimo."

"Ya sé que estoy tardando mucho, pero me siento tan bien..."

"No quiero que termines todavía. Esto me encanta."

Si él la está acariciando y ella sólo necesita absorber en silencio el contacto, puede que él no lo entienda y empiece a asustarse, creyendo que no ocurre nada. La mujer puede prestarle una gran ayuda haciendo algún comentario como:

"Ya sé que estoy muy callada, pero la verdad es que esto me gusta mucho."

"Me encanta lo que estás haciendo. Me ayuda a relajarme y a abrirme de verdad."

"Oh, esto es justo lo que necesitaba."

Basta este tipo de comentarios reconfortantes para que él siga adelante, sin preocuparse por estar haciendo mal las cosas. Necesita una retroalimentación positiva.

Basta un pequeño comentario reconfortante de la mujer para que él siga adelante, sin preocuparse por estar haciendo mal las cosas.

QUÉ PUEDE HACER EL HOMBRE PARA ACTUAR CON MÁS ESPONTANEIDAD

Como hemos visto, a algunos hombres les cuesta hacer el amor tranquilamente sin apoyarse en alguna fórmula. Este problema se puede solucionar si se tienen muchas fórmulas para emplearlas alternativamente. La preferida siempre dará resultados si, en otras ocasiones, utiliza otras.

De esta manera, él puede emplear fórmulas sin dejar de ofrecer, al mismo tiempo, la variedad que las mujeres necesitan. Al elegir entre una variedad de técnicas y patrones, hace que su compañera esté a la expectativa de lo que hará a continuación, al tiempo que él tiene la certeza de saber lo que hace. Alternando técnicas de este modo él comenzará a crear automáticamente más técnicas y enfoques. De esta forma el sexo mecánico se torna poco a poco más espontáneo y creativo.

CÓMO CAMBIA EL HUMOR SEXUAL FEMENINO

Cuando el hombre se muestra menos mecánico y, por lo tanto, imprevisible en cuestiones sexuales, la mujer tiene oportunidad de explorar y expresar el humor sexual, siempre inigualado, que impera ese día en ella. Puede ser más espontánea y responder de diferentes maneras. Cuando la mujer se siente en libertad de cambiar de vez en vez y con el correr del tiempo, como el clima, su expresión sexual cambia. Para que el sexo siga siendo excitante hay que dar importancia a sus cambios naturales.

ESTACIONES SEXUALES

Así como cambian las estaciones, también cambiará el sexo, sin dejar de ser interesante. Para que este cambio se produzca naturalmente, la mujer debe sentirse apoyada en su descubrimiento de la diferente expresión de sus sentimientos sexuales.

Para la mujer, el acto sexual es un proceso en el cual descubre qué le gusta ese día. No quiere que su compañero siga ningún plan rígido y premeditado. Prefiere que el sexo sea siempre una creación espontánea, adecuada a lo que ambos sienten.

Eso requiere una nueva habilidad. Como ya hemos visto, el hombre prefiere instintivamente una fórmula probada porque de ese modo tiene la seguridad de satisfacer a su compañera. La mujer también quiere que él sepa lo que hace, pero de una manera distinta.

Necesita que él recuerde que, en cada oportunidad, su humor puede ser diferente. Que sepa descubrir con ella sus preferencias del momento. Que sea susceptible a sus orientaciones y las use para llevarla a planos más altos de satisfacción y placer.

Para eso, el hombre necesita conocer los elementos básicos de una buena relación sexual y, además, estar dispuesto a experimentar rotando sus diversas técnicas. Como el pintor, necesita estar muy familiarizado con los colores básicos del sexo, para luego experimentar combinaciones, a fin de crear una nueva obra de arte. Como el músico, necesita conocer las notas básicas y los acordes para crear una bella pieza musical.

Como el pintor, él necesita estar muy familiarizado con los colores básicos del sexo, para luego experimentar combinaciones, a fin de crear una nueva obra de arte.

PARA SEGUIR AL HOMBRE

Cuando el hombre sabe tomar la iniciativa en el sexo, deja a su compañera en libertad de pensar menos y sentir más. Esto no significa que ella se limite a dejarse estar pasivamente. Cuando puede relajarse y dejar de pensar en lo que "debería" pasar, le es posible flotar en las corrientes y los ritmos ondulantes de su naturaleza sensual y sexual. Es como bailar con cierto tipo de música: puede moverse y danzar con él, siguiendo el ritmo que le marque su humor de ese día.

A veces quizá se sienta serpiente y quiera envolverse al cuerpo de él, seduciéndolo con su carne desnuda. En otras ocasiones puede sentirse como una virgen inocente que experimenta las caricias por primera vez. O tal vez comience fría y reservada, pero gradualmente, al recibir las caricias, se deje conquistar por sus propias pasiones interiores. Puede sentirse agresiva y pedir a su compañero que permanezca quieto, mientras ella le hace esas cosas que lo vuelven loco, o acurrucarse apaciblemente a su lado para caer en una profunda relajación, mientras él la acaricia suavemente. Estas expresiones diferentes de su naturaleza sensual no son planeadas ni decididas; por el contrario, ella las descubre en el momento.

Las expresiones diferentes de la naturaleza sexual femenina no son planeadas ni decididas; por el contrario, ella las descubre en el momento.

Cuando la mujer se siente en libertad de actuar con espontaneidad, estas y otras expresiones diferentes surgirán con naturalidad. Si el hombre pone cuidado en dedicar tiempo a estimularla, sin ninguna expectativa con respecto a sus reacciones, ella se sentirá cada vez más segura y podrá expresar y hacer lo que le brote. Esta expresión sexual desinhibida le permite experimentar nuevas cimas de éxtasis sexual.

COMUNICACIÓN SEXUAL

Tanto el hombre como la mujer necesitan retroalimentación clara y positiva para saber qué brinda a su pareja la mayor satisfacción. Recomiendo dedicar media hora de vez en cuando, sobre todo cuando uno no se siente negativo con respecto al sexo, para hablar de la experiencia sexual. En realidad, resulta buena idea actualizar esa conversación cada tantos años.

He aquí una lista de preguntas destinadas a estimular una convesación informativa:

¿Qué te gusta cuando haces el amor conmigo?

¿Qué sentiste cuando hice eso?

¿Querrías más relaciones sexuales?

¿Cuántas veces por semana te gustaría?

¿Preferirías que a veces dedicáramos más tiempo al juego previo?

¿Preferirías que a veces dedicáramos menos tiempo al juego previo?

Durante el mes que viene, ¿te gustaría que te hiciera algo en especial durante el acto sexual?

¿Querrías que te toque de alguna manera distinta? En ese caso, ¿me muestras cómo?

¿Hay algo nuevo que quieras probar conmigo?

Entre lo que yo solía hacerte, ¿hay algo que prefieras recibir con más frecuencia?

Si la pareja no está manteniendo contacto sexual o si no está del todo satisfecha, no hay problemas en mantener este tipo de conversaciones, pero será preciso descartar cuidadosamente los sentimientos negativos, las quejas y las críticas. Hablar de sexo es muy, pero muy delicado.

Si nos resulta difícil hablar de nuestras necesidades en la cama es porque no nos gusta pensar que nuestra pareja pueda estar desilusionada, pero al mismo tiempo no queremos hacer por obligación lo que no nos resulta cómodo ni natural. Al responder a estas preguntas es importante aclarar que no se está exigiendo más.

Nadie debe hacer lo que no le parece correcto. Si él o ella no parece abierto a las cosas que tú prefieres, es muy importante no criticar y aceptar su modo de sentir. Al mismo tiempo, si tu pareja quiere algo que a ti no te parece importante o agradable, mantén la mente abierta. Siempre es posible decir: "Por ahora, creo que eso está fuera de mi alcance, pero lo voy a pensar".

Un modo de hacer saber a tu pareja que algo te resulta importante es mencionarlo, con suavidad e insistencia, cordialmente y sin exigir, cada vez que surjan estas conversaciones sobre sexo. Para una buena relación sexual, uno de los secretos es construir sobre los puntos fuertes, en vez de concentrarse en lo que falla. Muchos hombres y mujeres me han confiado que, después de oír mis grabaciones sobre sexo, automáticamente se desprendieron de algunas ideas "pacatas" y comenzaron a disfrutar plenamente los placeres sexuales con la persona que amaban.

En el capítulo siguiente veremos cómo ayuda la monogamia a mantener el sexo vivo y apasionado.

Capítulo 11

Monogamia apasionada

Para algunas personas, la idea de hacer el amor con una misma persona durante toda la vida parece demasiado aburrida. Quieren más excitación. Pero no tiene por qué ser aburrida si uno aprende a hacer del sexo algo espontáneo y no mecánico. Con el tiempo, el sentimiento sexual puede seguir cambiando; entonces la pasión no deja de crecer.

No tengo la menor duda de que el secreto de mi éxito matrimonial es el compromiso sexual que hay entre ambos. Muchos hombres no pueden entender que la monogamia sea tan importante. Ignoran que, gracias a ella, la mujer se siente siempre amada y especial. Si no se siente amada de ese modo, no puede seguir abriéndose a él. La confianza es esencial para que la mujer continúe excitándose con su compañero.

La confianza es esencial para que la mujer continúe excitándose con su compañero.

Para el hombre es fácil excitarse con una mujer que le resulte atractiva. En cambio no es tan automático mantener esa atracción. A él no le basta con amarla: necesita sentir que ella lo atrae, que está abierta a él. Necesita sentir que puede hacerla feliz.

> **Para continuar atraído y excitado por una mujer,**
> **el hombre necesita experimentar repetidas veces**
> **que puede hacerla feliz.**

POR QUÉ EN EL COMIENZO LA PASIÓN ES FÁCIL

En el comienzo de una relación, cuando ella lo mira a los ojos y después aparta la vista como al desgaire, él recibe el claro mensaje de que podría ser el indicado para hacerla feliz. Esa mirada le da valor para arriesgarse al rechazo e iniciar una relación.

Más adelante, después de verse varias veces desilusionada, ella deja de echarle esa mirada y él deja de creer que puede hacerla feliz. De pronto o gradualmente, la atracción cesa. Aunque él siga amándola, ya no se siente atraído.

Tal vez fantasee con la idea de acostarse con otras mujeres; con el correr del tiempo puede acabar por reprimir sus tendencias sexuales. Sigue siendo monógamo, pero ya no hay pasión. Hoy en día nadie quiere mantener una relación en la que la pasión ha desaparecido. El uso de técnicas avanzadas en la cama y fuera de ella puede garantizar que la pasión siga viva y que el sexo mejore día a día.

FLUJO Y REFLUJO DE LA PASIÓN

Es a un tiempo saludable y natural que las oleadas de pasión suban y bajen en una pareja. Así como es normal que, algunas veces, no nos sintamos enamorados del otro, así también es normal no sentir su atracción sexual.

> **Así como es normal que, algunas veces, no nos**
> **sintamos enamorados del otro, así también**
> **es normal no sentir su atracción sexual.**

Los momentos en que no sientes esa atracción sexual son como los días nublados. Un cielo nublado no significa que el Sol no esté allí; sólo significa que está momentáneamente cubierto. Es en los días nublados cuando la tentación llama a nuestra puerta. Cuando en una pareja la atracción está bloqueada, muchas veces uno se siente atraído por otra persona.

Para conservar la posibilidad de devolver la pasión a esas relaciones, lo ideal es no permitirse fantasías.

A veces me he descubierto excitado por otra mujer. Eso no significa que no ame a mi esposa, sino que mi atracción no está completamente centrada en ella. Hacen falta años de mutuo compromiso para que las pasiones masculinas fluyan sólo en dirección a su compañera.

CUANDO EL HOMBRE SE TIENTA

Cuando me siento excitado por otra mujer, echo una mirada hacia abajo y pienso: "Me alegro de saber que todo funciona bien por allí". Luego apunto en dirección opuesta y digo: "Jarvis, ¡a casa!" ¡Eso es disciplina!

Si otra mujer me atrae, no pienso que soy malo; lo que hago es aprovechar esa excitación con mi esposa. Si cuando llego a casa ha desaparecido, sé que será preciso usar mis técnicas avanzadas para que ella se sienta amada, feliz y especial. Gradualmente, la atracción siempre vuelve.

El solo hecho de contener mis deseos sexuales y dirigirlos repetidamente hacia mi esposa aumenta mi capacidad de excitarme con ella. Además, al dominar mis sentimientos cuando estoy lejos de ella, gozo de más control sobre el sexo.

CUANDO EL HOMBRE PUEDE DOMINAR SUS PASIONES

Cuando el hombre puede sentir su pasión y dominarla, la mujer puede dejar de dominarse, descartar sus inhibiciones y sentir sus pasiones de verdad. Si el hombre aprende a dominarse, no sólo ayuda a su compañera a alcanzar niveles de satisfacción más altos, sino que también puede experimentar mayores cumbres de placer sexual y amor.

Cuando el hombre puede sentir su pasión y dominarla, la mujer puede dejar de dominarse, descartar sus inhibiciones y sentir sus pasiones de verdad.

Cuando el hombre mantiene el control de sí mismo, eso significa que podría llegar fácilmente al orgasmo, pero prefiere contenerse para aumentar gradualmente la pasión de su compañera.

LA IMPORTANCIA DE LA MONOGAMIA PARA UNA RELACIÓN SEXUAL SIN INHIBICIONES

Este control no se ejercita sólo en la cama, sino que se extiende al mundo. Cuando el hombre está en contacto con sus sensaciones sexuales, pero dirige sus energías sólo hacia su compañera, este dominio tiene sobre ella un efecto decidido.

Cada vez que el hombre siente la tentación del sexo, pero mantiene su compromiso monógamo, está creando seguridad para que su compañera disfrute más del sexo. Al no permitirse fantasías con otras mujeres, aprende a dominar sus energías sexuales, a fin de hacer más lento el proceso de liberación y resistir más en bien de ella. Es claro que por la mente le cruzarán ideas e imágenes, pero mientras vuelva a tener en cuenta a su compañera, la pasión y el control continuarán creciendo.

Algunos hombres tienen largo aliento, pero poca pasión. Otros se excitan de un modo tremendo, pero tienen poco control: una vez que empiezan no tardan en terminar. Eyaculan y llegan al orgasmo, pero no es un orgasmo de todo el cuerpo. El empleo de las técnicas de polaridad pueden ayudarlos a resistir más, pero los años de monogamia apasionada les brindarán automáticamente más dominio.

QUÉ PUEDE HACER LA MUJER PARA QUE EL HOMBRE RESISTA MÁS

Así como el hombre afecta la capacidad femenina de renunciar al control y enloquecer, la mujer puede ayudarlo a mantener el control mediante su confianza y su capacidad de abrirse a las caricias y el amor.

Cuando ella puede rendirse y recibirlo plenamente, él no tiene dificultades en mantener el control aunque la pasión siga en aumento. Si ella puede relajarse, recibir y disfrutar de sus amantes caricias, él resistirá más. Mientras ella continúe recibiendo plenamente, él continuará dando.

En cambio, si ella trata de asumir el mando y empieza a excitarlo, puede inadvertidamente hacerle perder el control o enfriarlo. Cuando él está concentrado en darle y excitarla y su compañera, en cambio, trata de apasionarlo en vez de dejarse excitar, lo que hace es bloquear el flujo de la energía masculina hacia ella y provocarle el orgasmo antes de tiempo.

Cuando las reacciones sexuales de la mujer son una respuesta al hombre y no un intento de excitarlo, él puede aumentar su pasión controlada. Pero cuando las respuestas de ella no son reacciones sinceras a sus hábiles caricias, él no siente crecer la pasión y puede perder súbitamente el control. Ya se excita demasiado y eyacula, ya se enfría. En ambos casos no sabe qué ha ocurrido; tampoco ella. El exceso de excitación femenina puede hacer que su compañero pierda la excitación.

REPETICIÓN DE LA FIESTA

Una tarde, después de hacer el amor de un modo fantástico e inolvidable, Donald dijo a Connie lo mucho que le había gustado sentirla moverse sobre él; le hacía pensar que la volvía loca, que le bastaba dejarse estar mientras ella expresaba libremente su pasión.

Dos días después, durante el sexo, ella comenzó inmediatamente a hacer los mismos movimientos que en la ocasión anterior. Esta vez sólo sirvió para enfriarlo, aunque Connie estaba repitiendo lo que tanto le había agradado antes.

En un principio él no comprendió qué pasaba. Luego cayó en la cuenta de que, si anteriormente eso le había gustado tanto, era porque esos movimientos de Connie resultaban espontáneamente de la excitación que él le había provocado. La segunda vez eran sólo una repetición mecánica para excitarlo; por eso no funcionó. Los movimientos apasionados de Connie no eran una reacción automática a él, sino amorosos intentos de complacerlo.

Con toda inocencia, ella se limitaba a repetir lo que a Donald le había agradado en otra ocasión. Después de una conversación, Connie comprendió que su expresión franca y natural era lo que más lo excitaba, sobre todo si él estaba tratando de excitarla. Eso le permitió estudiar aún más profundamente sus auténticas reacciones sexuales.

PARA EQUILIBRAR EL PLACER DE AMBOS

Si el hombre está al borde del orgasmo y su compañera todavía no está lista, para recuperar fácilmente el control es preciso que él disminuya su excitación y aumente la de ella, concentrando su atención en darle más placer e impidiéndole hacer lo mismo. Cuando la mujer empieza a recibir más gozo que su compañero, él recupera el control.

Durante el acto sexual, a veces es posible recuperar el control sin necesidad de retirarse, si él baja la mano para estimularle directamente el clítoris. También es posible poner a la compañera arriba, sujetándole las caderas por un momento

162

para indicarle que no se mueva mucho, y estimularle el clítoris. Al reconcentrarse ella, el hombre empezará a relajarse y recobrará el control.

PARA AMINORAR EL RITMO

A veces él cree que, para ser hombre hecho y derecho, cuando se está dentro de una mujer es preciso seguir pujando hasta el fondo. Muy por el contrario, a ella le gusta pensar que lo ha excitado al punto de hacerle perder el control; eso la excita. Cuando su compañero debe interrumpir sus movimientos, ella se siente triunfadora y le agradece la consideración. El hecho de que él gradúe su energía y su placer para ajustarlos a los de ella revela su gran habilidad y su dominio; por lo tanto, tiene como efecto aumentar el placer femenino.

Si él no entiende esta manera de sentir, tal vez se sienta inepto y descontrolado, puesto que no puede continuar bombeando. No obstante, su compañera se alegrará de saberlo capaz de tanto dominio como para detenerse en bien de ella.

Cuando el hombre está tan excitado genitalmente que no puede continuar con la cópula sin llegar al orgasmo antes que ella, conviene detener los movimientos por algunos minutos sin retirarse, hasta recobrar la calma, o retirarse con suavidad para seguir estimulándola.

Generalmente, cuando él empieza a perder el control mientras bombea, es señal de que ella no puede seguirle el paso. A veces, para disimularlo, ella intensifica su pasión con la esperanza de complacerlo o de alcanzarlo. Es entonces cuando él tiende a perder el control y a eyacular antes de tiempo. Cuando esto ocurre, ninguno de los dos se siente muy bien.

Siempre hay errores, por cierto; no se puede esperar que el sexo sea invariablemente "perfecto". Si ocasionalmente él termina antes que su compañera, en vez de sentirse mal puede resolver que, la próxima vez, se ocupará de que ella termine antes. Puede decirle, en tono de broma:

"Te debo una, querida."

"Esta noche estabas demasiado irresistible, pero la próxima vez me encargaré de que recibas tu parte."

"Te amo, tesoro. La próxima vez será toda para ti."

Hecho esto, lo mejor es no hablar mucho sobre el asunto y comportarse como si todo estuviera de perlas. Si él se muestra malhumorado y descontento, lo mejor será que su compañera actúe como si todo marchara bien y lo deje en paz por un rato. Pero si ella está desencantada y necesita un orgasmo de inmediato, puede masturbarse hasta el clímax, en tanto él la tiene abrazada o la ayuda estimulándola.

CUANDO NO HAY ERECCIÓN

Así como es fácil que el hombre pierda el control, también es fácil que no manifieste una erección de inmediato. Como regla básica, en ambos casos la solución es la misma: concentrarse más en el placer de la compañera. A medida que aumenta su gozo y va perdiendo el control, él recupera el suyo. Las parejas suelen cometer el error de concentrarse en él, como si tuviera algún problema. Y cuanto más se esfuerza la mujer en excitarlo, más difícil se torna la erección.

Cuando el hombre no manifiesta la erección o cuando tiene dificultades para mantener el control, simplemente debe concentrarse más en el placer de su compañera.

Si bien a veces resulta útil buscar asesoramiento profesional, lo mejor, en un principio, es no prestar atención a esa falta de dominio y hacer que ella se sienta amada dentro de esa relación. De ese modo, durante el acto sexual ambos podrán concentrarse por un tiempo en la satisfacción de la mujer, sin depender de la erección.

Se puede compartir muchísimo placer sexual sin necesidad de erección masculina. La mejor solución consiste, generalmente, en buscar técnicas que él pueda usar para excitarla. Automáticamente comenzarán a volver las erecciones.

Aunque en cuestiones de sexo es importante no actuar de manera mecánica, también es importante conocer, en términos muy concretos, la mecánica básica del sexo. En el capítulo siguiente exploraremos nuestras diferentes anatomías sexuales y diversas maneras de estimularnos con éxito.

Capítulo 12

Anatomía sexual y sexo oral

Ya que tocar el clítoris es tan importante para la satisfacción
de la mujer y teniendo en cuenta lo fácil que es pasarlo por
alto, dado su escaso tamaño, me gustaría dedicar un momento
a repasar altunos términos básicos sobre la anatomía femenina. El término "vulva" designa todos los órganos genitales ex-
ternos de la mujer, incluidos los labios mayores, los labios
menores, el clítoris y la entrada de la vagina.

Los labios mayores están por fuera de los labios menores,
que son pequeños repliegues de carne encerrados en ellos.
Ambos pares de labios contienen miles de delicadas fibras ner-
viosas, que van hacia arriba y hacia abajo y que, si se los acaricia con delicadeza, proporcionan mucho estímulo, placer y
satisfacción.

En el extremo inferior de los labios se encuentra la vagina,
que es el canal donde el hombre inserta el pene y entra en el
cuerpo de la mujer. En el extremo superior de los labios está el
clítoris. Como es tan pequeño y puesto que él no posee nada
semejante, el hombre suele ignorar lo delicioso que es para la
mujer que se la toque allí. Como regla general, es muy importante recordar que el hombre debe ir hacia el norte antes de ir
hacia el sur.

166

> Es muy importante recordar que el hombre
> debe ir hacia el norte antes de ir hacia
> el sur.

TOCAR EL CLÍTORIS

El clítoris está parcialmente cubierto por un pequeño repliegue de piel o capucha. Cuando la mujer se excita, el clítoris se yergue y se hincha. Tal como ocurre con el pene, cuanto más erecto está, más desea que lo toquen.

Cuando la mujer está muy excitada, es posible estimularla aun más presionando dos dedos apenas por encima del clítoris y tirar luego hacia atrás, exponiéndolo por completo. Sin embargo es preciso hacerlo con cautela. Si se aplica demasiada presión o si se lo toca demasiado pronto, es posible que ella no pueda llegar al orgasmo, aunque esté con ánimo de tenerlo. Una presión excesiva puede entumecer momentáneamente las sensaciones.

Lo ideal es ser suave como una pluma al tocar esa zona. Si la mujer desea más presión, puede hacerlo saber levantando la pelvis o presionando con su propia mano sobre la de él.

DE CAMPAMENTO EN EL SUR

Al tocar los genitales femeninos, el hombre no debe olvidarse de variar el enfoque de vez en cuando. En vez de usar siempre el mismo dedo se puede probar con otro, con dos, con tres. De vez en cuando, usar toda la palma en una caricia suave, pero firme, de sur a norte.

A veces es conveniente tomar una almohada y acampar en el sur por quince minutos completos, aceptando con resignación que no iremos a ninguna otra parte por un rato bastante largo. En esta actitud relajada se pueden experimentar algunas de estas sugerencias.

Comienza por la cara interior de los muslos que llevan a los labios. Acaricia los labios hacia arriba y hacia abajo. Luego toma los fluidos que segrega la vagina y arrástralos con los dedos hasta el clítoris. Rodéalo en círculos suaves, asegurándote siempre de que esté lubricado, para que la fricción no cause dolor. Mueve los dedos arriba y abajo, suave y rítmicamente. Después de un rato cambia la dirección de los movimientos, para volver finalmente al sentido anterior.

Prueba a seguir el ritmo de la respiración de tu compañera. A medida que ella se excite, aumenta el ritmo. Luego disminúyelo. Aumenta y disminuye sin prisa; no tienes otro sitio adonde ir. Si ella también está estimulándote el pene, puedes copiar su ritmo.

Después de mover los dedos en todas direcciones, puedes empezar a rodear el clítoris. Hazlo primero hacia la izquierda, después hacia la derecha. Haz círculos grandes y, después, círculos pequeños. Cambia por espirales. Ve en espiral de un círculo grande, que rodee toda la vulva, a otros cada vez más pequeños, dirigiéndote hacia el clítoris. Después de pasar algún tiempo haciendo círculos muy pequeños y exactos alrededor de la cabeza del clítoris, puedes agrandar poco a poco los círculos.

Cuando retires la capucha del clítoris, en vez de tocarlo directamente puedes acariciar los nervios que llegan a él desde arriba. Para ellas suele ser muy estimulante una variedad de movimientos sin ton ni son.

Al utilizar movimientos diferentes, conviene que estés atento a sus reacciones, para saber qué es lo que más la excita en ese momento y poder repetirlo. Juega con ese movimiento. Idea variaciones y luego vuelve al original. Hasta la más excitante de las caricias puede hastiar si abusas de ella. Pero cuando ella está muy excitada, mantener un movimiento parejo y consistente puede ayudarla a alcanzar niveles de placer más altos.

> **Cuando ella está muy excitada, mantener
> un movimiento parejo y consistente puede
> ayudarla a alcanzar niveles de placer más altos.**

Mientras tocas el clítoris puedes probar deslizar los dedos sobre él como si estuvieras escribiendo el abecedario, alerta por si ciertas letras despiertan una reacción mayor.

Cuando se te cansen un poco los dedos, brinda descanso a las manos utilizando la lengua. A ella le encantará; le proporcionará una sensación completamente distinta. Sobre todo si está muy excitada, pasar rápidamente la lengua sobre el clítoris puede apasionarla mucho.

SEXO ORAL PARA MUJERES

Recuerdo claramente la primera vez que di sexo oral a una mujer. Tras nueve años de celibato monacal, cuando estaba por copular con una mujer por primera vez, ella me dijo: "Oh, antes que penetres, me encantaría que me lamieras el clítoris. Me gusta muchísimo".

Quedé totalmente horrorizado. Esas palabras me reverberaban en la cabeza: "...que me lamieras el clítoris". Hasta ese momento no tenía idea de que hubiera sexo oral para las mujeres.

Aún recuerdo ese instante. Bajar la cabeza hacia ella fue como aspirar hondo para arrojarme, por primera vez, a la parte más profunda de una piscina. Tenía en la memoria sus palabras, "me gusta muchísimo", que me daban coraje para continuar.

Una vez allí descubrí el enorme gozo de satisfacer a una mujer con la lengua. A ella le encantó, como les ha encantado a todas las mujeres desde entonces. Esto no significa que quieran gozar de esa experiencia cada vez que hacen el amor, pero quedan decididamente agradecidas si él lo hace de vez en cuando. El compañero se sentirá más a gusto realizando el sexo oral con una mujer cuando comprenda que, mientras ella sea limpia y sana, lamer sus secreciones vaginales es bastante higiénico. Más aún: en otros tiempos, en el Lejano Oriente se creía que las secreciones vaginales eran el elixir de la inmortalidad.

No obstante, si a él le resulta molesto lamer sus fluidos, puede emplear la lengua y su propia saliva sin tocar los fluidos femeninos.

Al usar la lengua puede hacerlo tal como usaría los dedos. La ventaja de lamer es que, para ella, la sensación es mucho más suave y lubricada. Para proporcionarle una sensación adicional, él puede succionar delicadamente el clítoris hasta meterlo en su boca y masajearlo con suavidad de atrás hacia adelante.

A veces, mientras lame o succiona el clítoris, puede insertar suavemente uno o dos dedos en la vagina, en un lento ir y venir. Esto agrega placer a la experiencia, pues estimula otro punto, que algunos investigadores llaman el punto G. Está localizado unos cinco centímetros hacia adentro y hacia adelante. Fotar el punto G puede añadir otra dimensión a la excitación femenina.

El problema de estas descripciones técnicas es que se corre el peligro de ponerse demasiado técnico al hacer el amor. A veces, cuando el hombre se dedica a buscar el punto G, la mujer vuelve a sentir que se le exige un buen desempeño. Como regla general, basta con no olvidar el clítoris.

SEXO ORAL PARA HOMBRES

El sexo oral es una de las pocas maneras con las que cuenta una mujer para brindar su amor al hombre. Puede ser un bello presente de amor para él, pero también dejarla con una sensación incómoda. Cuando se manejan unos cuantos detalles básicos sobre el sexo oral, concernientes a las mujeres, para ellas se torna fácil disfrutar de este don.

El primer problema es algo que parecen hacer los hombres de todo el mundo. Dondequiera he dictado mis seminarios, he escuchado a las mujeres de muchas culturas diferentes quejarse de lo mismo.

Es muy común que, al llegar al orgasmo, el hombre les tome la cabeza entre las manos para apretársela bruscamente contra el cuerpo. No es una sensación grata para ella. Hasta ese momento ha sentido que estaba dando a su hombre un regalo especial de placer. Cuando él le aprieta la cabeza contra su cuerpo, empieza a parecerle que ya no se trata de un regalo, sino de algo que él le está quitando.

Si él quiere que su compañera siga brindándole este apreciado presente, lo mejor que puede hacer es dejar las manos al costado del cuerpo y no pujar. Los hombres ignoran la fuerza que poseen en el momento del orgasmo. Es como si los recorriera un rayo, cosa que suele ser terrorífica para ella.

Otra queja común entre las mujeres es que, cuando él termina dentro de su boca, espera que su compañera trague el semen. Si ella quiere hacerlo no hay ningún problema, por cierto, pero si no, él no tiene por qué desilusionarse. Es cuestión de preferencias personales. No hay nada que exigir.

Dada la posibilidad de contraer el HIV por medio del semen, algunos expertos consideran que tragar el semen es una actividad de alto riesgo. El hombre debería ser muy sensible y respetuoso con respecto a lo que su compañera piense al respecto. Pero si ella decide tragar, mientras él esté sano y no sea portador del HIV, no hay nada de antihigiénico en el acto.

Otro problema que suele presentarse para las mujeres durante el sexo oral es la rigidez de mandíbulas. Al retener el pene en la boca, sucionando y moviéndose hacia adelante y hacia atrás, después de un rato las mandíbulas comienzan a resentirse. Mientras él gime de placer, ella también gime... ¡de dolor!

SEXO ORAL INDOLORO

El sexo oral debería ser siempre una experiencia positiva para la mujer. No hay necesidad de que sufra por dar placer a su compañero. Eso puede ser fácil y cómodo: hay en los hombres un mecanismo automático que puede facilitarle las cosas.

Más o menos en el momento en que a ella comienzan a dolerle las mandíbulas, universalmente el hombre echa la cabeza atrás, cierra los ojos y mueve la cabeza de lado a lado, en un gesto de bienaventuranza. Cuando la mujer ve esto puede retirar la boca y usar la mano en el pene, dando descanso a sus mandíbulas. Él no notará la diferencia.

Después de un rato sentirá el cambio y abrirá los ojos para ver qué le están haciendo. Entonces ella puede volver el pene a la boca y él seguirá con su experiencia celestial. Con el tiempo comenzará a apreciar todo lo que ella puede hacer con la mano.

FRICCIÓN Y COMPRESIÓN

Básicamente hay dos maneras de estimular el pene: por fricción y por compresión. La fricción se genera frotando hacia arriba y hacia abajo; la compresión, apretando el pene y soltándolo. Si para él es muy excitante que ella mueva la mano de arriba abajo, también lo es que ella apriete y suelte, en una especie de bombeo.

Por lo general, al hombre lo hace muy feliz cualquier cosa que la mujer haga para estimularle el pene, pero hay movimientos que pueden volverlo loco de placer. Mientras ella está

172

descansando las mandíbulas puede comenzar por trabajar con la mano de la manera habitual.

Arriba y abajo, Dando la vuelta, Apretar y soltar

Después de un rato puede agregar variantes al movimiento, la presión y el ritmo. En vez de moverse de arriba abajo, puede dar la vuelta. Lleva la mano hacia arriba, abarcando el pene; pero en vez de descender da la vuelta por el extremo y desciende por el otro lado. Luego repite el movimiento a la inversa y sigue por un tiempo.

Cuando el placer de su compañero aumente, ella podrá limitarse a sostener el pene apretando y soltando repetidas veces. Por fin recomienza, poniéndose el pene en la boca, con cuidado de protegerlo de los dientes con sus labios, y vuelve a succionar moviéndose de arriba abajo.

Otra variante es acelerar o demorar el movimiento. Mientras sube y baja con la boca, también puede rodear con la mano la base del pene. Al echar la cabeza atrás, la mano sigue a los labios; al bajar la mano, la boca va atrás.

Mientras da descanso a las mandíbulas puede utilizar el movimiento básico, hacia arriba y hacia abajo, dándole rapidez y poca presión. En realidad, eso lo ayuda a controlar mejor la eyaculación, pues resulta menos intenso que la penetración vaginal.

Si ella quiere aumentar la intensidad, basta con apretar más mientras sube y baja. Otro secreto consiste en mantener el pene bien lubricado con saliva. Así como el hombre no debe estimular un clítoris seco, la mujer debe poner cuidado en mantener el pene lubricado con su saliva para no provocar irritaciones con la fricción.

Otro movimiento básico que se puede usar de vez en cuando es el de rosca. Moviendo la muñeca de adelante atrás proporciona otra sensación al hombre. Es posible combinar este movimiento de rosca con el de arriba abajo. El efecto es un giro al subir, que se invierte al bajar.

Sosteniendo el pene desde arriba, la mujer puede proporcionar otra sensación inigualable. Se trata de imaginar que está abriendo un frasco. Con ese mismo movimiento de giro provoca otro estímulo diferente. Todas estas variaciones aumentan el estímulo para el compañero, pero también son divertidas para ella.

PARA EXPANDIR EL PLACER

Una vez que ha estimulado el pene por un rato, el resto del cuerpo masculino se vuelve mucho más sensual. Entonces es posible expandir el placer a todas partes.

Cuando se estimula el pene, el resto de los genitales y el cuerpo del hombre también se excitan y quieren contacto. Mientras ella comprime el pene en la mano, puede empezar a lamer los testículos. Eso lo enloquece.

Si quiere calmarlo, debe lamer lentamente, hacia arriba y hacia abajo, todo el pene erecto. De ese modo sedará la energía de su compañero sin dejar de proporcionarle un gran placer.

Ocasionalmente, mientras sostiene el pene en la mano con firmeza, puede lamerle todo el cuerpo, morder con suavidad las tetillas y, finalmente, besarlo con mucha pasión.

También el borde de la cabeza del pene es una zona específica para estimular durante un rato. La mujer puede estimularlo con ligereza, tocándolo o lamiéndolo tal como le gustaría que él hiciera con su clítoris. Finalmente puede cambiar o intensificar la presión.

Así como el hombre necesita retroalimentación, también la necesitan las mujeres. Cuando ella está haciendo algo realmente grato, su compañero debería decirle: "Eso me gusta mucho". También puede hacérselo saber con diversas exclamaciones de placer.

174

Otra zona muy sensible es el perineo, punto que está a medio camino entre la base del pene y el ano. Allí terminan nervios de todo el cuerpo. Cuando se lo lame, se lo acaricia o presiona con firmeza, es posible enviar al hombre a nuevas cumbres de placer.

Si el hombre está muy excitado, ella puede intensificar su placer y, al mismo tiempo, darle más control, presionando con la palma toda la zona del perineo. Hacer eso cuando él está al borde del orgasmo es brindarle una satisfacción increíble.

Utilizando una variedad de presiones y alternando los movimientos intensos con los suaves, la mujer puede ir acumulando la energía de su compañero, para dejar despues que se asiente. Cada vez que incentive su energía, el placer del hombre será mayor.

SEXO ORAL SIMULTÁNEO

Aunque las mujeres gustan de recibir sexo oral, los hombres tienden a disfrutarlo mucho más. El sexo oral simultáneo también resulta muy excitante para la mayoría. Es divertido, por cierto, pero conviene recordar que, sobre todo para la mujer, que se pasa la vida dando, resulta difícil dar y recibir al mismo tiempo. Para que ella disfrute a fondo del recibir, lo ideal es que se concentre en sí misma y no el el placer de su compañero. El sexo oral simultáneo no siempre será tan excitante para ella como para él. A veces, recibir sexo oral es demasiado intenso para la mujer, aunque otras veces le guste de verdad. Para que lo disfrute es preciso que esté en su agenda. El hombre no debe tratar de hacerlo en todas las ocasiones. Es necesario recordar que, para las mujeres, la variedad es muy importante.

Así como para ellos es muy importante y placentero recibir sexo oral, para ellas es excitante el romance. Con el sexo oral, el hombre se relaja y se siente amado en su momento más vulnerable. Es su ocasión de recibir, después de todos sus esfuerzos por dar. De modo similar, el romance es el modo por el que un hombre puede dar, haciendo saber a su compañera que la ama y que le agradece sus esfuerzos.

En el capítulo siguiente analizaremos distintos ritos para un romance duradero.

Capítulo 13

Para mantener viva
la magia del romance

Mientras los hombres tienen hambre de buen sexo, las mujeres se mueren por el romance. Hasta las ejecutivas más recias, competitivas y dedicadas otorgan un gran valor a lo romántico. El romance ejerce un efecto mágico sobre las mujeres de todo el mundo. Año tras año, ellas gastan millones y millones de dólares en novelas románticas.

Para satisfacer esa necesidad femenina, el hombre necesita entender primero qué es el romance. Recibir tarjetas, flores y pequeños regalos, las noches de luna, las decisiones espontáneas y las invitaciones a comer afuera: todo eso habla de romance.

No se puede decir que ellos no estén dispuestos a crear una relación romántica; lo que pasa es que no entienden por qué debe ser tan importante. A él le gusta comportarse con romanticismo en un principio, para demostrar que ella es muy especial; pasada esa etapa, el instinto no le dice que deba seguir haciéndolo. Probablemente, si él hubiera visto a su padre actuar siempre románticamente con su madre, eso no tendría que ser una habilidad aprendida.

Recuerdo que, cierta vez, pedí a mi esposa que comprara algunas flores en el mercado. Yo sabía que a las mujeres les gustan los ramos de flores, pero después de un tiempo me pregunté por qué debía llevarlas yo, si ella misma podía hacerlo cuando iba al mercado.

Para ella, este tipo de razonamiento no era romántico, decididamente. Finalmente, al descubrir la importancia de llevarle flores, pude entender lo importantes que son todos los gestos románticos.

Para sentirse cortejada, la mujer no quiere ser quien compre las flores. Quiere que lo haga su amante sin que ella se las pida siquiera. Si debe pedírselo, eso ya no cuenta como romántico.

El hecho de que él le lleve flores por cuenta propia es señal de que se interesa por ella y comprende sus necesidades. Este tipo de símbolos es una parte muy importante del romance.

El hecho de que él le lleve flores por cuenta propia es señal de que se interesa por ella y comprende sus necesidades.

Tampoco quiere una planta en maceta, sino un ramo que se marchitará en cinco días. ¿Por qué un ramo? ¡Para que dentro de cinco días él pueda salir otra vez a demostrarle su amor, comprando más flores!

Comprar una planta en maceta no es romántico. Es llevarle otra cosa que ella tendrá que cuidar.

Cómo ayudarlo a ser romántico

Cuando me olvido de comprar flores, Bonnie suele ayudarme a recordarlo. En vez de comprarlas ella misma o pedirme que lo haga, pone a la vista los floreros vacíos. De esa manera yo caigo en la cuenta y me luzco trayendo los ramos.

Esto no sirve sólo para que me sienta encantador y galante, sino para que ella se entere de que la quiero. A veces, a pesar de haber visto los floreros vacíos, me olvido de llevar flores. Entonces, en vez de comprarlas ella misma, prefiere pedírmelas. Aunque eso no es tan romántico, le permite agradecerme los ramos, y yo me siento más unido a ella por haberlos comprado. Una vez más, después de haber visto lo feliz que la hacen, me es más fácil acordarme de comprarlos.

POR QUÉ LO ROMÁNTICO FUNCIONA

Cuando un hombre planea una salida, paga las cuentas, conduce el auto y se ocupa de todos los detalles, eso es romance. Cuando el hombre toma sobre sí la responsabilidad de cuidarlo todo, la mujer puede relajarse y disfrutar de que la atiendan. Es como unas pequeñas vacaciones, que la ayudan a regresar a su parte femenina.

**El romance es como unas pequeñas vacaciones
que la ayudan a regresar a su parte femenina.**

Los momentos románticos son especialmente útiles para las mujeres que no tienden a expresar sus sentimientos. En una cita romántica, sin necesidad de hablar sobre ellos, la mujer puede sentirse atendida, adorada, comprendida y apoyada. Recibe los beneficios de hablar sin necesidad de hablar.

La conducta romántica de su compañero le dice, una y otra vez, que la tiene en cuenta; al anticiparse a sus necesidades, él le hace saber que la entiende y la respeta. Este tipo de actos le proporciona el mismo apoyo que la conversación. En ambos casos se siente escuchada.

Hoy en día, el romance es muy importante porque ayuda a la mujer a regresar a su lado femenino. Durante la mayor parte del día está desempeñando un trabajo tradicionalmente masculino, que le exige correrse más hacia su lado masculino. Para encontrar alivio necesita que su compañero la ayude a volver al lado femenino.

Obviamente, el romance pone a la mujer en el femenino papel de ser alguien especial a quien se cuida. Cuando el hombre se dedica apasionadamente a satisfacer sus necesidades, ella puede olvidar su tendencia de cuidar de los otros. Sin embargo, para que el romance se mantenga vivo, también debe haber una buena comunicación.

ROMANCE Y COMUNICACIÓN

Para que el romance prospere, ella necesita sentirse escuchada y comprendida todos los días. En los comienzos de una relación, no conoce del todo al hombre y puede imaginar que él le presta atención, la comprende y la valora. Esa sensación positiva es campo fértil para el romance y la pasión. Sin embargo, bastan algunas desilusiones para romper el hechizo.

Cuando el hombre no ha desarrollado la habilidad de escuchar y comprender a una mujer, o cuando ella se resiste a expresar los sentimientos que surgen naturalmente, tarde o temprano sentirá que no se la escucha y perderá interés. Por lo general, ni siquiera sabe qué pasó. Hasta es posible que él haga gestos románticos, pero éstos ya no tendrán la misma magia. Hasta las flores sin cortar pierden su potencia si la mujer no se siente diariamente escuchada.

Hablar es una gran necesidad femenina. En mis libros anteriores sobre relaciones y comunicación desarrollé a fondo estas técnicas avanzadas. No obstante, para comunicar el amor sin palabras prestan un gran servicio los ritos románticos, con los que se puede decir: "Te amo y me intereso por ti". Con el apoyo del romance, la comunicación se hace mucho más fácil.

CREACIÓN DE RITOS ROMÁNTICOS

En mi relación con Bonnie hay varios ritos que alimentan su lado femenino y prestan apoyo a mi lado viril. Los ritos románticos son simples actos por los que se demuestra que él se ocupa de su compañera y que ella lo aprecia. He aquí un ejemplo.

Los ritos románticos son simples actos por los que se demuestra que él se ocupa de su compañera y que ella lo aprecia.

Como escritor, tengo en mi hogar una oficina. Cuando la oigo llegar a casa, interrumpo inmediatamente el trabajo y me levanto para salirle al encuentro. La recibo con un abrazo. Este pequeño rito, como el de traerle flores, crea la sensación de que me intereso por ella, de que es amada. Cuando este recibimiento le ilumina la expresión, yo también me siento amado y apreciado.

Si me olvido de salir a recibirla, ella viene a buscarme (no siempre de inmediato) y me saluda pidiéndome un abrazo, que después agradece de verdad.

Para muchas mujeres, la idea de verse obligadas a pedir un abrazo parece paradójica. Un abrazo les hace sentir que tienen apoyo, pero tener que pedirlo sugiere que ese apoyo no existe. Por cierto, es más romántico que el hombre se lo ofrezca, pero si él lo olvida, es mejor pedirlo que pasarse sin él y resentirse.

**Es más romántico que el hombre ofrezca el abrazo,
pero si él lo olvida, es mejor pedirlo que
pasarse sin él y resentirse.**

PEDIR AMOR: EL GRAN PASO

Recuerdo la primera vez que Bonnie me pidió un abrazo. Eso cambió mucho nuestras relaciones. En vez de resentirse conmigo por no abrazarla, simplemente lo pidió.

Para mí fue todo un presente de amor. Ella comenzaba a comprender que el mejor modo de amarme era ayudarme a ser efectivo en mi amor por ella. Esta es una técnica avanzada de relación muy importante.

Aquella primera vez, yo estaba de pie dentro de mi guardarropa, mientras ella lanzaba diferentes exclamaciones de agotamiento.

—¡Ooooh, qué día! —dijo. Luego aspiró hondo y exhaló en un largo suspiro. A su modo, me estaba pidiendo un abrazo. Yo, en cambio, oía a una persona cansada; erróneamente, supuse que probablemente prefería estar sola.

En vez de resentirse conmigo por no prestarle atención ni responder a su pedido, ella dio el gran paso de pedir lo que necesitaba, aunque a su modo de ver era obvio.

—John —dijo—, ¿me darías un abrazo?

Mi respuesta fue inmediata:

—Por supuesto. —Y fui directamente a abrazarla con fuerza.

Ella dejó escapar otro gran suspiro entre mis brazos y luego me dio las gracias.

—Cuando gustes —le aseguré.

Ella rió entre dientes y sonrió.

—¿Qué? —pregunté.

—No sabes lo que me costó pedirte ese abrazo.

—¿De veras? —Me extrañé—. ¿Por qué? Siempre estoy dispuesto a abrazarte, si lo necesitas.

—Lo sé —dijo ella—, pero es humillante tener que pedirlo. Es como si una estuviera mendigando amor. Prefiero pensar que tú tienes tantas ganas como yo de un abrazo. Imagino, románticamente, que te darás cuenta de que necesito un abrazo y me lo ofrecerás automáticamente.

Yo dije:

—Oh, bueno... desde ahora en adelante haré lo posible por darme cuenta y dártelos. Te agradezco de veras que me lo hayas pedido. En adelante, si no me doy cuenta, no dejes de pedírmelo.

PRESTARLE ATENCIÓN CUANDO PARECE DISTANTE

Esta misma mañana noté a mi esposa algo distanciada. En vez de ignorarla o mantenerme lejos, inmediatamente le pregunté cómo se sentía. Es otro rito importante.

—¿Te sientes bien? —le pregunté.

Bonie dijo:

—Me estoy sintiendo un poco sola, como esposa de escritor.

En vez de interpretar esto como invitación a una disputa por el tiempo que dedico a escribir y el que pongo en nuestra relación, escuché lo que ella estaba realmente diciendo: que se sentía sola. No quería decir sino que le encantaría recibir un abrazo. Por eso, en vez de defenderme, dije enfáticamente: "Ohhh, ven aquí... deja que te de un abrazo".

COMER AFUERA

Este mismo principio, el de pedir lo que uno necesita, vale para todos los ritos románticos. Cuando Cindy está cansada, Bob se ofrece a preparar la cena o a llevarla a comer afuera. Si él no se da cuenta o no dice nada, ella sugiere: "Bob, ¿no nos llevarías a cenar afuera?", o: "Bob, ¿por qué no compras algo ya preparado para cenar?, o: "¿No podrías preparar tú la cena, Bob?"

La otra parte del rito es que, cuando terminan de cenar, Cindy siempre agradece a su esposo la estupenda comida. Se lo agradece aunque la hayan pagado con el dinero de ambos. Y si él lleva comida preparada, se lo agradece tanto como cuando la prepara personalmente.

ORDENAR LA COMIDA

Cuando se come afuera, otro pequeño rito consiste en que el hombre pregunte a su compañera qué desea pedir y luego transmita la orden al camarero. Aunque no siempre debe ser así, es un gesto que hace de la cena algo especial. Transmite el mensaje de que él la atiende, recuerda lo que ella prefiere y se interesa.

Cuando él pide la comida en su nombre, eso no significa que ella no pueda hacerlo por sí sola. Se trata de otro rito romántico que expresa: "Ya que tú haces siempre tanto por mí y por otros, deja que haga esto por ti".

Otra manera de crear un poco de romance en el restaurante es sugerir que uno sabe lo que a ella le gusta. Esto aumenta su sensación de que se le presta atención, se la escucha y se la conoce. Lo irónico es que, si ella sugiere a su compañero algún plato, él puede sentir que lo está tratando como a una criatura, cosa nada romántica. Lo que es romántico para ella no resulta romántico para él.

CUANDO ÉL SE ATRIBUYE EL MÉRITO

La mujer cuenta con una manera sencilla de crear un poco de romance cuando ambos cenan afuera, y es pasarlo bien y apreciar la comida o el restaurante. Cuando él la saca a cenar, en un plano emocional tiende a atribuirse los méritos de la comida. Si a ella le gusta, él pensará: "Sí, esa comida la preparé yo".

Si él la lleva a un restaurante, la mujer tiene una oportunidad dorada para hacer que su compañero se sienta especial: cuanto más aprecie lo que él le ha proporcionado, mayor será la intimidad que él sienta.

Cuando una pareja va al cine y a ella le gusta la película, una parte de él se atribuye el mérito. Es como si pensara: "Sí, yo escribí el libreto de esa película, la dirigí y fui su protagonista". Naturalmente, en el plano intelectual sabe que no es así, pero en lo emocional es lo que siente.

Para mantener el romance, ella debe respetar esos sentimientos aun cuando la película no le haya gustado. No necesita detallarle por qué no le gustó. El hombre se siente mucho más romántico si considera que le ha proporcionado felicidad.

CONCENTRARSE EN LO BUENO

A veces él percibe que a su compañera no le gustó la película y pregunta, para tranquilizarse: "¿Te gustó?" En realidad no quiere una crítica exacta, sino un comentario agradable, para no pensar que arruinó la salida.

Para darle apoyo en esos momentos de vulnerabilidad y bochorno, ella debe concentrarse en lo positivo y buscar algo que le haya agradado. Podría hacer una pausa, para hacerle saber que se está esforzando mucho en encontrarle algo bueno. Cuanto más tarde, más seguro estará él de que la película no le gustó y más le agradecerá que no se queje. Después de la pausa, ella puede ser franca, pero sin criticar. Podría decir: "Esa escena del crepúsculo estuvo muy bien. La fotografía era excelente."

Aun en el caso de que la película no tuviera nada de bueno, siempre es posible decir: "No creo haber visto nunca una película como ésa". Él recibirá el mensaje de inmediato y sabrá cambiar de tema.

También se puede decir: "Lo que disfruté fue estar contigo". Eso es algo que él agradecerá decididamente.

A ella le será más fácil esforzarse por hacer este tipo de comentarios positivos si comprende que, en realidad, su compañero le está pidiendo ayuda para salvar la imagen.

Así como hacen falta pequeños regalos y atenciones para que la mujer se sienta amada y romántica, él se siente más amado y romántico cuando la mujer aprecia sus esfuerzos y lo que él le proporciona.

Es la atención a las naderías lo que crea un romance duradero. Cuando cada uno cree que tiene al otro asegurado, el romance desaparece.

HAY COSAS QUE ES MEJOR NO DECIR

En uno de mis seminarios, mientras daba estos ejemplos de reacción ante una película, una mujer me dijo:

—Me parece que actuar así no es sincero. ¿Por qué no puedo decir la verdad?

Respondí:

—Comprendo su frustración, pero permítame hacerle una pregunta para ayudarla a comprender mejor la situación.

Ella asintió con una sonrisa. Entonces continué:

—Supongamos que la esposa se está vistiendo y, al mirarse en el espejo, pregunta a su marido: "¿No te parece que estoy engordando?" ¿Qué debe responder él?

Inmediatamente ella se echó a reír y dijo que comprendía.

Si de ser románticos se trata, hay cosas que es preferible no decir, sobre todo en momentos delicados. Si hombres y mujeres tienden a ser insensibles es porque no comprenden por naturaleza sus diferentes susceptibilidades. El hombre puede pensar: "¿Por qué tengo que llevarle siempre flores o abrirle las puertas?" La mujer puede preguntarse: "¿Por qué tengo que agradecer todo lo que él haga?" Cuando nos comprendemos mejor, estos pequeños ritos se convierten en un juego divertido, pero también en gestos amorosos, amables y considerados, lo cual es mucho más importante.

Cuando nos comprendemos mejor, estos pequeños ritos se convierten en un juego divertido, pero también en gestos amorosos, amables y considerados, lo cual es mucho más importante.

TÉCNICAS DE SUPERVIVENCIA EN CITAS

Si la mujer no entiende este punto delicado, cuando sale con su pareja puede enfriarlo por completo sin siquiera darse cuenta.

He aquí otro ejemplo: Bonnie y yo fuimos a ver una excelente película que a ambos nos encantó. Pero lo que más recuerdo fue el comentario que, a la salida, hizo una mujer a su acompañante.

Él acababa de preguntarle si la película le había gustado. Ella respondió que le parecía detestable. Fue notable cómo decayó la postura del hombre al preguntarle:

—Y ahora ¿qué te gustaría hacer?

Ella respondió:

—Me gustaría plantarme delante de este cine para decir a todo el mundo lo horrible que es esta película.

Aún recuerdo la expresión derrotada en los ojos de ese hombre. La mujer no sospechaba que estaba destrozando cualquier posibilidad de pasar una noche romántica. Decididamente, su compañero vacilaría mucho antes de elegir otra película para ver con ella.

En una relación de pareja, decir la verdad es esencial para que la intimidad y el romance prosperen, pero también es importante saber elegir el momento. Un romance duradero requiere hablar en la ocasión debida y de manera que no ofenda, amargue ni haga sufrir al otro.

En una relación de pareja, decir la verdad es esencial para que la intimidad y el romance prosperen, pero también es importante saber elegir el momento.

Si la pareja tiene muchos ritos románticos efectivos, ambos cuentan con el apoyo emocional necesario para ser más francos, sobre todo en las cosas importantes. Cuando el hombre se siente apreciado le es más fácil escuchar los sentimientos y necesidades de su esposa para responder a ellos de manera amante. Cuando no se siente apreciado y ella habla de problemas, él se siente acusado de no estar haciendo lo suficiente.

Si la pareja tiene muchos ritos románticos efectivos, ambos cuentan con el apoyo emocional necesario para ser más francos, sobre todo en las cosas importantes.

Prestar atención a los sentimientos de la mujer es, para los hombres, una técnica nueva. Tradicionalmente no se esperaba que ellos empatizaran con los sentimientos femeninos. Si ella estaba alterada, él "hacía algo" o "preparaba cualquier cosa" para que se sintiera mejor. Cuando una mujer necesitaba simpatía y apoyo emocional, recurría a otras mujeres. Hasta hace poco, ellas no querían siquiera hablar con los hombres sobre sus sentimientos.

Hoy en día las mujeres no tienen tiempo para dedicarse mutuamente. En diversos grados, todas ellas se sienten abrumadas por el exceso de obligaciones. Al carecer del apoyo de otras mujeres y verse obligadas a hablar, en su trabajo, de una manera muy eficiente, al terminar la jornada muchas están desesperadas por compartir sus sentimientos. De un modo mágico, este nuevo dilema ofrece, en realidad, una estupenda oportunidad para el romance.

Como ya hemos visto, los hombres precisan sentirse necesarios y apreciados. Ese es su combustible emocional primario. El gran problema surge cuando la mujer comienza a bastarse sola. De un modo muy real, los hombres se encuentran sin trabajo; han sido expulsados del empleo que tuvieron con exclusividad por miles de años.

Aunque las mujeres ya no dependen de los hombres en su papel de proveedores y protectores, súbitamente experimentan una nueva necesidad: alguien con quien hablar, un compañero que las escuche con verdadero interés. Necesitan comunicarse y sentirse escuchadas al terminar el día.

La importancia de la comunicación

A veces, aun antes de poder apreciar un gesto romántico, la mujer necesita comunicarse y sentirse escuchada. Así como el sexo pone al hombre en contacto con sus sentimientos, la comunicación pone a la mujer en contacto con su necesidad y su apreciación de lo romántico.

> Así como el sexo pone al hombre en contacto con sus sentimientos, la comunicación pone a la mujer en contacto con su necesidad y su apreciación de lo romántico.

En los últimos veinte años, la falta de comunicación en las relaciones íntimas ha sido la principal queja de las mujeres. El motivo es simple: las mujeres abrumadas por el trabajo necesitan hablar más de sus sentimientos para soportar efectivamente la tensión de ese exceso.

> **Las mujeres abrumadas por el trabajo necesitan hablar más de sus sentimientos para soportar efectivamente la tensión de ese exceso.**

Cuando el hombre aprende a llenar ese nuevo papel, está de nuevo en marcha y puede satisfacer una necesidad igualmente importante de su compañera. Al aprender gradualmente a escuchar, ayuda a su mujer aliviándola de lo que la abruma y brindándole un motivo para estarle muy agradecida.

ABRIR LA PORTEZUELA DEL AUTO

Los ritos o hábitos románticos son maneras de expresar fácilmente la verdad de los sentimientos más profundos. Otro de estos ritos es abrir la portezuela del auto. Para los hombres, en especial, hacer esas cosas es una manera de demostrar amor. Cuando la mujer agradece sus esfuerzos, él se siente más unido a su compañera y ella empieza a abrir el corazón.

> **Los ritos o hábitos románticos son maneras de expresar fácilmente la verdad de los sentimientos más profundos.**

Cuando una pareja sale, él debería abrir la portezuela del auto para su compañera, aunque sea de las que se abren automáticamente por control remoto. Si empieza a olvidarse de hacerlo, ella puede recordárselo la próxima vez enlazándole el brazo, pues de ese modo él la acompañará naturalmente hasta su portezuela.

Aun cuando él no olvide abrirle las puertas, ese acto tan femenino de apretarse al hombre y tomarlo del brazo es muy positivo para ambos.

TOMAR NOTA

Otro rito romántico es tomar nota de los pedidos. Cuando una mujer pide algo y él no puede dárselo de inmediato, la mejor alternativa es que ella lo vea tomar nota. Si él no lo hace, su compañera se sentirá obligada a recordárselo una y otra vez. La mujer se siente cortejada cuando el hombre la escucha y atiende inmediatamente a sus pedidos o, cuanto menos, toma nota de ellos. Este tipo de respuesta inmediata le brinda la sensación de que puede contar de veras con él. Así como a los hombres les gusta que ellas respondan en el acto sexual, a las mujeres les gusta que ellos respondan a sus pequeños encargos.

Así como a los hombres les gusta que ellas respondan en el acto sexual, a las mujeres les gusta que ellos respondan a sus pequeños encargos.

Cuando sea posible responder al pedido en un par de minutos, la mejor manera de garantizar un romance duradero es "hacerlo ahora". Una reacción rápida es muy reconfortante para la mujer. Si ella dice, por ejemplo: "Se quemó la bombilla de la escalera", él puede pensar: "Es cuestión de dos minutos; ¿por qué no hacerlo ahora?", y decirle: "Ya voy a cambiarla". Antes de comprender que esas naderías eran muy importantes para las mujeres, yo habría puesto la tarea en el último lugar de mi lista, puesto que las otras luces funcionaban bien, y no habría cambiado la bombilla hasta mucho después.

La verdad es que sólo se requieren dos minutos para sacar una bombilla quemada y poner otra. Cuando las mujeres hacen esos pequeños pedidos, los hombres sagaces responden de inmediato y ellas quedan encantadas.

No quiero insinuar que uno deba estar siempre listo, a la espera de lo que ella mande. Naturalmente, uno puede estar muy atareado o cansadísimo y tiene que hacer cosas para sí mismo, no sólo lo que ella necesite. Si la mujer dice que el patio es un desastre, no es preciso que él se levante de un brinco para poner manos a la obra. Ese tipo de tareas requiere varias horas de trabajo y puede ir a la lista de "cosas para hacer más tarde".

Así como el hombre debe escuchar y responder a las necesidades y pedidos de su compañera hasta donde sea posible, la mujer que quiera crear un clima romántico no debe dar por asegurados esos pequeños servicios. Naturalmente, habrá ocasiones en que ella no responda con agradecimiento, así como habrá oportunidades en que él no responda de inmediato a sus pedidos. Pero al tener conciencia de esta dinámica básica en funcionamiento, ambos avanzarán siempre en la dirección correcta.

A medida que las parejas adquieren práctica en eso de mantener vivo el romance, cada vez se torna más fácil. Cuando el hombre sabe que será apreciado si hace algo, tiene más energías para hacerlo. Si la mujer sabe que él le prestará atención, agradece mucho más todo lo que él haga y está más dispuesta a perdonarlo si él se equivoca, si se muestra egocéntrico o perezoso.

Cuando la mujer es consecuente en agradecer a su compañero cada pequeño servicio, él seguirá haciéndolos. De ese modo sale a relucir su parte mejor. Sin el apoyo de su pareja, probablemente volvería a concentrarse en las grandes cosas, como ganar dinero y mantener el hogar. Si él cumple con esos pequeños pedidos, su compañera tiene oportunidad de sentir, una y otra vez, el amor que él le inspira. Por mucho que lo ame, si nunca obtiene de él esos pequeños favores le será difícil experimentar sentimientos románticos.

Los ritos requieren tiempo para desarrollarse, pero cada vez que el hombre practica la costumbre de hacer algo que a su mujer le gusta, cada vez que ella le expresa su agradecimiento en vez de actuar como si él estuviera obligado a hacerlo, él se verá automáticamente motivado a hacer un poco más.

SALIR A CAMINAR JUNTOS

Uno de los ritos románticos de Robert y Cher es caminar juntos. A Cher le encantan las caminatas. En los comienzos de la relación, Robert era medio adicto al trabajo. Cuando Cher le preguntaba si no quería salir a caminar, él se rehusaba porque tenía que trabajar.

Un día cayó en la cuenta de que una caminata requiere apenas quince minutos y que podía ser muy buena para la relación, puesto que a Cher le encantaba caminar. Recordó que a veces, cuando ella estaba alterada, decía cosas como: "Estamos siempre tan ocupados que no tenemos tiempo para dedicarnos".

Como experimento comenzó a acompañarla. Al principio no sacaba mucho de esas caminatas, pero ahora le encantan. En un comienzo ella hablaba mientras caminaban; él, en cambio, tendía a distraerse por las presiones del trabajo. Cher podría haberse puesto nerviosa al ver que él se lo pasaba pensando en el trabajo; en cambio tuvo la prudencia de disfrutar de su compañía, sin pretender nada más. Se conformaba con hablar de lo bellos que eran los árboles.

Poco a poco, puesto que eso la hacía feliz, él comenzó a gozar cada vez más de esos paseos. Ahora sale a caminar aunque ella no esté. Le encanta. Es un gran descanso; a su regreso se siente más relajado, eficiente y con la mente despejada.

NUESTRA NOCHE LIBRE

Philip y Lori tienen por norma salir una noche a la semana, cuanto menos, para divertirse sin las presiones del hogar y la familia. Hay semanas en las que salen varias veces, por supuesto, pero nunca dejan de hacerlo el martes.

La noche del martes es para ir al cine. A los dos les encanta el cine. Además, semana por medio agregan una salida más cultural, como ir al teatro o a un concierto.

Este tipo de pequeños ritos tiene una importancia especial para las mujeres; les brinda la seguridad interior de recibir el apoyo emocional que necesitan de su pareja para resistir las tensiones con que nos abruma la vida diaria.

SALIR CON LOS MUCHACHOS

Todas las semanas Craig tiene por rito ir al cine o hacer algo con sus amigos varones. Generalmente van a ver una película "para hombres", de las que a Sarah, su esposa, no le gustan.

Aunque al principio este tipo de rito parecía poco favorable para la relación de pareja, en realidad lo es. Al pasar un rato con "los muchachos", Craig no necesita recibir sólo de Sarah todo el apoyo que necesita. El tiempo que pasa sin ella le permite sentirse en completa libertad de ser tal cual es. Como resultado, empieza a echarla de menos y desea aún más estar con ella.

Sara lo comprende, porque aprecia mucho que él la apoye cuando quiere pasar un rato con sus amigas. Craig reconoce que para ella es muy importante satisfacer muchas de sus necesidades por medio de las amigas, pues de ese modo no lo espera todo de él.

194

Cuando él sale con los muchachos, la actitud comprensiva de su mujer hace que se sienta apoyado. Antes ella solía mostrarse dolida, pero ahora llega al extremo de recordarle ese compromiso cuando él lo olvida.

ENCENDER EL FUEGO

Charley y Carol tienen un rito para encender el fuego. En el invierno, si Charley tenía frío se limitaba a encender la caldera. Ahora, en cambio, busca primero a su esposa y le pregunta si tiene frío. El solo hecho de que la incluya la hace sentir querida.

Cuando él quiere crear un clima romántico, se ofrece a encender el fuego. Hay algo muy especial en el acto de encender el fuego para una mujer. Eso despierta ciertas sensaciones primarias. Existe un buen motivo para que tantos hoteles tengan hogares en los dormitorios.

Cuando se mudaron a la casa del bosque, Carol planeaba hacer allí muchos cambios. Charley estaba de acuerdo con todos. Pero mientras apoyaba las ideas de su mujer, no dejaba de pensar en lo que él quería.

Quería una de esas estufas automáticas a gas, que se encienden con sólo girar una llave. A Carol, en cambio, no le gustaban esas estufas tan tecnificadas. Cuando él sugirió instalar una, ella dijo, de una manera muy positiva:

—Me parece buena idea. Comprendo que te gusten.

Después de una pausa, cuando él comenzaba a pensar: "Bueno, está de acuerdo", Carol agregó:

—Pero no sé... Cuando tú me enciendes una fogata, dentro de mí ocurre algo muy especial. Es muy primitivo.

Comprendiendo el poder de esos ritos románticos, él renunció a la estufa tecnificada y ahora se alegra de haberlo hecho.

Para crear en casa un ambiente romántico, basta con que

él encienda el fuego. Debe esperar a que ella esté en casa para entrar, cargando los pesados leños. Luego se sienta y comienza a preparar la fogata.

Ella apreciará todos esos esfuerzos, que la hacen sentirse atendida. A veces ella misma enciende el fuego; eso es bonito, pero no reaviva automáticamente las brasas de los sentimientos románticos.

Quién carga la leña

En la existencia cotidiana, la mujer moderna ya no experimenta con tanta potencia la sensación de que el hombre cuida de ella. Sin duda alguna, él sigue saliendo a trabajar denodadamente para mantener el hogar, pero también ella sale a trabajar denodadamente. Romántico es todo aquello que la ayude a no sentirse sola, a pensar que cuenta con alguien. Cualquier nadería que él pueda hacer directamente para ella expresa su cariño y crea el romance.

En cierto momento Charley dio en pedir a Jeff, que lo ayuda a atender el parque una vez al mes, que llenara el hogar de leña y preparara la fogata. Pero cuando encendía los leños preparados por Jeff, el efecto sobre su esposa no era el mismo que cuando él mismo dedicaba tiempo y esfuerzo a la tarea.

En el plano intelectual podía pensar: "Si yo pago el sueldo de Jeff, el mérito es mío". Pero desde la perspectiva emocional de Carol, poco importaba que Charley pagara por eso. Para que se cree un ambiente romántico, a veces la mujer necesita experimentar directamente que su compañero se esfuerza por ella.

Este es un aspecto muy importante de los ritos románticos. A las mujeres les gusta que sus hombres trajinen o se sacrifiquen por ellas. En un plano emocional profundo, si el marido acarrea esos pesados leños y dedica tiempo a encender la fogata, ella siente que se está esforzando por su bienestar y se siente amada.

196

Eso es muy distinto de trajinar por los que le pagan un sueldo y traer el dinero a casa. En un plano emocional, cuando él se dedica a ganar dinero está dedicando su atención y sus energías a las personas que le pagan, no hacia ella. Para que haya romance, ella debe sentir que el hombre le dedica sus energías directamente.

**Para que haya romance, ella debe sentir que
el hombre le dedica sus energías directamente.**

SACAR LA BASURA

Las mujeres agradecen especialmente que el hombre se muestre bien dispuesto a hacer lo que en realidad no quiere hacer. Un gran ejemplo es sacar la basura. Larry nunca sacaba la basura. Su actitud cambió ante la insistencia de Rose, que se lo pedía sin exigencias y le agradecía que lo hiciera.

Ahora, cada vez que la ve algo distante o frustrada, echa un vistazo al tacho de la basura, para ver si hay que vaciarlo. Esto sucede porque ha experimentado muchas veces lo agradecida que ella queda cuando él se encarga de la tarea. No es sólo una ayuda, sino también un símbolo de muchas otras cosas.

Expresa que él está dispuesto a bajar de su éxito para hacer lo que la vida en común necesite. Expresa que no desdeña el trabajo doméstico. Expresa que ella no está sola, que Larry aprecia sus esfuerzos y desea aliviar su pesada carga. Expresa que la quiere. Ahora, cuando Larry llega a su casa, oficia de ayudante doméstico con mucho gusto.

LAVAR LOS PLATOS

Cuando Bonnie y yo nos casamos, yo declaré que participaría mucho en la crianza de los hijos y en algunas tareas domésticas, pero que no me gustaba lavar los platos.

—No me gusta lavar los platos —dije— y no quiero me hagan sentir culpable si no los lavo. Si a ti tampoco te gusta hacerlo, contrataremos a alguien para eso.

Ella dijo que no importaba, porque a ella le gustaba lavarlos. Pero cuando estaba embarazada de Lauren me di cuenta de que la agotaba encargarse de los platos después de la cena. Entonces le dije que, por el resto del embarazo, yo me ocuparía de lavarlos, a condición de que después volviéramos al sistema anterior.

Todas las noches, cuando yo lavaba los platos, ella se mostraba muy agradecida. Me trataba como si yo fuera un tipo estupendo por hacerlo. Pocos meses después de nacer Lauren le devolví la tarea con mucho gusto. Ella volvió a agradecerme que la hubiera desempeñado por tantos meses y no le molestó encargarse otra vez de eso.

Pues bien: al cabo de algunas semanas empecé a echar de menos ese maravilloso agradecimiento. En cuanto la veía cansada, me precipitaba a ofrecerle ayuda. Y en cada oportunidad ella se mostraba aliviada y feliz.

Ahora, muchos años después, lavo los platos con mucha frecuencia. Es una forma de recibir instantáneamente su amor. Ella nunca deja de apreciarme por eso.

Un día alguien preguntó a mis hijos quién lavaba los platos en casa. Al unísono, respondieron que era yo. Cuando Bonnie dijo que era ella, los chicos discutieron. Entonces les expliqué que, en realidad, la madre los lavaba con más frecuencia, pero había un buen motivo para que ellos pensaran lo contrario. De una manera juguetona, revelé: "Yo los lavo sólo cuando alguien me ve".

Como cualquier otro rito romántico, lavar los platos es una manera de ayudarla y de que ella me aprecie. No lo hago sólo por colaborar, sino también para colmarme con el agradecimiento de Bonnie.

A veces, cuando mi esposa está realmente cansada y se acuesta sin limpiar la cocina, yo me quedo levantado para lavar los platos. Rara vez tardo más de veinte o treinta minutos. A la mañana siguiente, cuando ella se encuentra con la cocina limpia, expresa una increíble mezcla de alegría y alivio. En un instante su amor por mí crece notablemente.

En muchas ocasiones ha vuelto a subir para despertarme de una manera deliciosa. Me acaricia el muslo, susurrándome al oído:

—¿Fuiste tú el que limpió la cocina?

Con una sonrisa, respondo que sí. Ella me devuelve la sonrisa y pasa a proporcionarme un placentero deleite matutino.

Esto no significa que deba ofrecerme sexo cada vez que lavo los platos. Eso no sería romance, sino un acuerdo comercial.

Lavar los platos suele convertirse en sexo porque hace que ella se sienta amada. Es natural que se excite. Y saber lo mucho que ella aprecia mi ayuda convierte esa tarea en una actividad satisfactoria también para mí.

FUNCIONES CULTURALES

Como rito romántico, Grant y Theresa van a funciones culturales. A ambos les gusta el cine, pero a veces ella quiere ir también al teatro o a un concierto. Grant pensaba que, si él disfrutaba tanto con una película, lo mismo debía ocurrir con ella, y tardó años en descubrir lo mucho que le interesaban esas otras cosas.

Ahora el rito romántico consiste en que Theresa mencione alguna función y él se encargue de conseguir las entradas. En cuanto ella comenta que en el centro han estrenado una obra, Grant capta la indirecta y planea la salida. Dice, por ejemplo: "Me parece buena idea. Podríamos ir el jueves". De ese modo ella se siente amada, románticamente cortejada y atendida.

Grant recuerda aún cómo reconoció la importancia de esas funciones culturales para crear romance. Fue antes de que empezara a encargarse de esos asuntos. Después de insinuar por un rato que deseaba escuchar a la orquesta sinfónica, Theresa puso manos a la obra y sacó entradas para los dos.

El concierto fue estupendo. Él sabía que su esposa lo había disfrutado, pero sólo comprendió hasta qué punto cuando, en el trayecto de regreso, ella le dio la sorpresa de decir: "Gracias por llevarme. Fue fantástico". Y después de una pausa agregó: "Estoy ardiendo".

—¿Ardiendo? —Se extrañó él.

Ella asintió.

Grant se excitó tanto que, en cuanto entraron en el garaje, se desvistieron para hacerlo en el auto.

No es necesario decir que, a la mañana siguiente, Grant se levantó temprano para reservar entradas a todas las funciones de la sinfónica.

CUMPLIDOS

Otro pequeño acto ritual es decirle un cumplido cada vez que ella se acicala, estrena ropa diferente o demuestra, de cualquier modo, haberse aplicado a lucir mejor. Para las mujeres suele ser frustrante que ellos no se den cuenta.

Mientras Lucille se demoraba preparándose para salir, Steve esperaba abajo. Por fin ella bajaba la escalera, pero en vez de darse prisa se detenía en la mitad, para que él pudiera mirarla y apreciar su belleza.

El marido no entendía ese rito femenino. En vez de elogiarla, decía: "Vamos, que se hace tarde". Eso no daba buenos resultados.

Por fin Lucille decidió ayudarlo. En la siguiente oportunidad, al detenerse en la escalera, preguntó:

—¿Cómo estoy?

Una vez más, Steve no entendió la importancia de esa pregunta y dijo:

—Estás bien. Vamos, que se hace tarde.

Eso tampoco funcionó. Cuando Steve comenzó a descubrir las diferencias entre hombres y mujeres cayó en la cuenta
de su error.

Ahora, cuando ella baja la escalera, el marido dedica tiempo a apreciar lo bella que está. He aquí una lista de frases ex-
presivas que se pueden usar como cumplido eficaz:

"Qué hermosa estás."

"Esta noche estás arrebatadora."

"Me encanta cómo te queda ese vestido."

"Estás hecha una diosa."

"¡Alucinante, mujer!"

"Estás bellísima."

"Esta noche estás encantadora."

"Eso te queda muy bien."

"Me encantan esos colores."

"Estás espectacular."

"Estás deslumbrante."

"¡Qué belleza"

"Estás irresistible."

"Esta noche estás muy sexy."

"Me encantan tus piernas."

"Se te ve radiante."

"Esta noche estás adorable."

"¡Qué elegancia!"

"Estás exquisita."

Nadie vacile en agregar a estos elogios montones de super-
lativos:

"insuperable", "hermosísima", "realmente maravillosa".

A las mujeres las excita que él alargue la mano para tocarlas y les tome la mano. Los hombres suelen tomarles la mano durante la etapa del cortejo, pero después lo olvidan. Es una gran pérdida. A ella le encanta que el hombre quiera conectarse con ella de ese modo. Si él sólo busca tocarla cuando quiere sexo, deja de sentirse amada.

**Si él sólo busca tocarla cuando quiere sexo,
ella deja de sentirse amada.**

Si uno quiere que su compañera se muestre receptiva ante el sexo, debe tocarla afectuosamente muchas veces por día cuando no busque la relación sexual. Puede tomarle la mano, rodearla con un brazo, acariciarle los hombros y los brazos, todo sin insinuar que desea sexo. Si sólo la toca en esas ocasiones, ella empieza a sentirse usada o cree que él la da por cosa segura.

Mientras le retiene la mano, el hombre no debe olvidar de prestarle atención. Muchas veces él se distrae y la mujer se encuentra sosteniendo una mano laxa y sin vida. Si es necesario dedicar atención a otra cosa, es preferible soltarle la mano. No es preciso retenérsela todo el tiempo. Basta establecer el vínculo por algunos minutos.

Las cosas cambiaron mucho entre Bonnie y yo cuando comencé a mostrarme más afectuoso y a tocarla siempre. Parecía increíble que ese pequeño cambio tuviera una influencia tan grande. Yo había oído decir que las mujeres necesitaban que se las tocara veinte veces por día de una manera asexuada, a fin de alimentar su autoestima. Entonces decidí experimentar. Comencé con diez veces diarias y eso dio resultados estupendos. Inmediatamente la vi radiante. Ahora me muestro mucho más afectuoso cuando estamos juntos.

Al principio lo hacía sólo porque sabía que a ella le gustaba. Cada vez que la tocaba era evidente que ella absorbía esa caricia. Le encantaba. "Qué gran descubrimiento", pensé. Con el correr del tiempo empecé a disfrutarlo yo mismo.

Tocarla no es sólo una estupenda forma de establecer intimidad en cualquier momento, sino que también sirve para limar asperezas y devuelve los sentimientos de amor mutuo.

AMOR DURADERO, ROMANCE Y SEXO

Todos estos ritos románticos son sencillos, pero potentes. Nos ayudan a revincularnos con esas sensaciones especiales de atracción y pasión que sólo experimentamos cuando se establece la conexión emocional. Estos ritos garantizan que el hombre pueda hacer siempre algo para conquistar el amor de su pareja, y que la mujer reciba la atención y el apoyo necesarios para seguir apasionadamente atraída hacia su compañero.

Estos ritos garantizan que el hombre pueda hacer siempre algo para conquistar el amor de su pareja, y que la mujer reciba la atención y el apoyo necesarios para seguir apasionadamente atraída hacia su compañero.

Al mantener siempre vivo el romance y mediante la práctica de técnicas avanzadas de alcoba, es posible continuar disfrutando de una estupenda relación sexual. Ojalá crezcas siempre en amor y pasión, disfrutando de ese don especial de Dios. Es lo que mereces.

Reconocimientos

Agradezco a mi esposa, Bonnie, por haber compartido una vez más la aventura de desarrollar un libro juntos. Agradezco su continua paciencia y apoyo creativo que me ayudaron a cumplir con éxito mi rol de pareja. Le agradezco también por haberme permitido compartir nuestras historias y, especialmente, por continuar enriqueciendo mi conocimiento y habilidad para honrar al sexo femenino. Sus inteligentes sugerencias y comentarios proporcionaron un equilibrio necesario.

Agradezco a mi agente, Patti Breitman, quien con su colaboración, su brillante creatividad y entusiasmo, guió este libro desde su concepción hasta su ejecución. Es un ángel especial que me acompaña. Agradezco a Carole Bidnick, quien me puso en contacto con Patti para nuestro primer proyecto, *Los hombres son de Marte, las mujeres son de Venus.*

Agradezco a Nancy Peske por su creatividad y su permanente asesoramiento editorial a lo largo de todo el proceso. Agradezco a Jack McKeown por su interés y su comprometido respaldo a este proyecto desde su inicio, y por su apoyo a todo el staff de HarperCollins para dar respuesta a mis continuas necesidades.

Agradezco a Michael Najarian y a su esposa, Susan, por la

exitosa organización de tantos seminarios. A Michael por las numerosas horas extra de planeamiento creativo, además del importante y esclarecedor *feedback* en el desarrollo de este material. Agradezco a todos los numerosos promotores y organizadores que pusieron su corazón y su alma en la producción y el apoyo de los seminarios en los que enseño y desarrollo el contenido de este libro: Elly y Ian Coren en Santa Cruz; Ellis y Consuelo Goldfrit en Santa Cruz; Sandee Mac en Houston; Richi y Debra Mudd en Honolulu; Garry Francell de Seminarios del Corazón en Honolulu; Bill y Judy Elbring de *Life Partners* en San Francisco; David Farlow y Julie Ricksacker en San Diego; David y Marci Obstfeld en Detroit; Fred Kleiner y Mary Wright en Washington, D.C.; Clark y Dotti Bartells en Seattle; Earlene y Jim Carillo en Las Vegas; Bart y Merril Berens en L.A.; y Grace Merrick de Dallas Unity Church.

Agradezco a John Vestman de Trianon Studios por su experta grabación de mis seminarios. A Dave Morton y al staff de Cassette Express por su continua evaluación de este material y su servicio de calidad. A Bonnie Solow por su competencia y su gentil apoyo en la producción de la versión de audio de este libro, así como también al staff de Harper Audio.

Agradezco a Ramy El-Batrawi de Genesis-Nuborn Productions y a su esposa, Ronda, por la exitosa creación y emprendedora producción de comerciales informativos para la televisión, que hicieron posible la presentación de mis seminarios en audio y video.

Agradezco a mis asistentes ejecutivas, Ariana Husband y Susie Harris, por su arduo trabajo, su devoción, y eficiente manejo de mi agenda y oficina.

A mi quiropráctico, Terry Safford, por el increíble apoyo que me proporcionó dos veces por semana durante los seis meses de trabajo más intensivo. A Raymond Himmel por sus numerosas sesiones de acupuntura al final del proyecto, que me restablecieron milagrosamente del agotamiento mental y físico. Y a mi amiga Renee Swisko por sus sorprendentes y eficaces sesiones curativas conmigo y el resto de mi familia.

Agradezco a mis amigos y asociados por el franco, desinteresado y continuo intercambio de ideas: Clifford Mc Guire, Jim Kennedy y Anna Everest, John y Bonnie Grey, Reggie y Andrea Henkart, Lee y Joyce Shapiro, Gabriel Grunfeld, Harold Bloomfield y Sirah Vittese, Jordan Paul, Lenny Eiger, Charles Wood, Jacques Earley, Chris Johns, Mike Bosch y Doug Aarons.

Agradezco a Oprah por su cálido y personal apoyo, y por haberme brindado la oportunidad de compartir en modo gratuito mis ideas con los treinta millones de expectadores de su show.

Y a los miles de participantes de mis seminarios sobre las relaciones de pareja, por haberme comunicado sus historias y por haberme alentado para escribir este libro. Su apoyo total y amistoso, junto con los miles de llamadas y cartas de lectores, continúan apoyándome en el desarrollo y fortalecimiento de los principios de este libro.

Debido al gran éxito de mis libros anteriores, deseo agradecer especialmente a los millones de lectores que compartieron mis libros con otros, y que continúan beneficiándose con estas ideas en sus vidas y relaciones.

Doy las gracias a Dios por la oportunidad de proponer algo nuevo en este mundo, y por la simple pero eficaz sabiduría que me es otorgada y que hago presente en este libro.

La Biblioteca Completa De John Gray De HarperCollins

Bestseller #1 Internacional— Más de 6 millones de copias vendidas!! La guía que ha ayudado a millones de personas descubrir y sostener relaciónes afectuosas.
MEN ARE FROM MARS, WOMEN ARE FROM VENUS
Una guía practica para mejorar comunicación y conseguir lo que quiere en su relación.

Edición en ingles:
Cubierta dura 0-06-016848-X • $25.00
Dos audiocasetes, leídos por el autor
1-55994-878-7 • $12.00
Disco compacto 1-694-51720-8 • $18.00

También disponible en español:
LOS HOMBRES SON DE MARTE, LAS MUJERES SON DE VENUS
Cubierta blanda 0-06-095143-5 • $11.00
Un audiocasete, leído por el autor
0-694-51678-3 • $12.00

Bestseller #1 del *New York Times*. El mapa esencial al universo del noviazgo a cualquier edad.
MARS AND VENUS ON A DATE
Una guía para navegar las 5 etapas de un noviazgo para crear una relación amorosa y duradera

Edición en ingles:
Cubierta dura 0-06-017472-2 • $25.00
Dos audiocasetes, leídos por el autor
0-694-51845-X • $18.00

DISPONIBLE VERANO 1998!
MARS AND VENUS STARTING OVER
Una guía para recrear una amorosa y duradera relación

Edición en ingles:
Cubierta dura 0-06-017598-2 • $25.00
Dos audiocasetes, leídos por el autor
0-694-51976-6 • $18.00

Historias reales de parejas!
MARS AND VENUS IN LOVE
Historias inspiradoras y sinceras de relaciónes que funcionan

Edición en ingles:
Cubierta dura 0-06-017471-4 • $18.00

MARS AND VENUS IN THE BEDROOM
Una guía para romance y pasión duradera

Edición en ingles:
Cubierta dura 0-06-017212-6 • $24.00
Cubierta blanda 0-06-092793-3 • $13.00
Dos audiocasetes, leídos por el autor
1-55994-883-3 • $18.00

También disponible en español:
MARTE Y VENUS EN EL DORMITORIO
Cubierta blanda
0-06-095180-X • $11.00

MARS AND VENUS TOGETHER FOREVER
Destrezas en relaciónes para intimidad duradera

Edición en ingles:
Cubierta blanda • 0-06-092661-9 • $13.00
Cubierta blanda • 0-06-104457-1 • $6.99

THE MARS AND VENUS AUDIO COLLECTION
Contiene uno de cada casete, leído por el autor: Men are From Mars, Women are From Venus, What Your Mother Couldn't Tell You and Your Father Didn't Know, and Mars and Venus in the Bedroom.

Edición en ingles:
Tres audiocasetes, leídos por el autor
0-694-51589-2 • $39.00

También disponible:
WHAT YOU FEEL YOU CAN HEAL
Una guía para enriquecer relaciones

Edición en ingles:
Dos audiocasetes, leídos por el autor
0-694-51613-9 • $18.00

MEN, WOMEN AND RELATIONSHIPS
Haciendo la paz con el sexo opuesto

Edición en ingles:
Cubierta blanda 0-06-101070-7 • $6.99
Un audiocasete, leído por el autor
0-694-51534-5 • $12.00